新编心脑血管病保健与康复

主　编

梁庆伟　石　磊

编著者

梁庆伟　张胜杰　郑喜研　刘杰民

余武英　石　磊　刘　俊　孙三宝

刘国辉　林自勇　和月英

金盾出版社

内容提要

　　本书详细介绍了心脑血管病的基础知识，以及心脑血管的保健与康复，内容包括了血管保健、冠心病保健、高血压保健、高血脂保健、脑血管保健等方面的生活保健细节和预防措施等，旨在提高广大人民群众对心脑血管病的预防保健意识，提高全民健康水平。本书实用性强，通俗易懂，且不失科学性、知识性，适合广大群众，也适合患有心脑血管病的患者阅读参考。

图书在版编目（CIP）数据

　　新编心脑血管病保健与康复/梁庆伟，石　磊主编．—北京：金盾出版社，2020.1
　　ISBN 978-7-5186-1626-8

　　Ⅰ.①新…　Ⅱ.①梁…②石…　Ⅲ.①心脏血管疾病—保健②脑血管疾病—保健　Ⅳ.①R54②R743

　　中国版本图书馆 CIP 数据核字（2019）第 058035 号

金盾出版社出版、总发行

北京市太平路 5 号（地铁万寿路站往南）
邮政编码：100036　电话：68214039　83219215
传真：68276683　网址：www.jdcbs.cn
北京万博诚印刷有限公司印刷、装订
各地新华书店经销

开本：850×1168 1/32　印张：10　字数：230 千字
2020 年 1 月第 1 版第 1 次印刷
印数：1～3 000 册　定价：32.00 元

前言

　　人体的心脏就像一台水泵,不停地将血液输送到大脑及全身。血管则如同水管,既要保持畅通,又要预防过早出现老化和硬化,使大脑从血液中得到养分并调动机体各器官各行其职。这三者只有默契配合,才能保护心脑系统的良好运行。一旦心脏、血液和血管中的任何一个环节出现问题,都会影响到血液循环的正常运行,对人体健康造成很大的损害。因此,只有通过增强心肌动力、提高血液携氧能力、促进血管循环,才能有效控制心脑血管病及其并发症,保证心脑血管系统的健康。

　　心脑血管病是常见病、多发病。近年来,随着生活水平的提高、生活方式的改变及人口老龄化问题的日益突出,心脑血管病的发病率在逐年升高。如何预防和治疗这一类疾病,已成为广大民众日益关注的热点和社会需要高度重视的问题。同时,加强心脑血管病的预防,降低心脑血管病的发病风险,已成为临床医生的重要工作之一。

　　本书按照常见的心脑血管病进行分类,内容包括了血管保健细节、冠心病保健细节、高血压保健细节、高血脂保健细节、脑血管保健细节、心脑血管病的生活保健细节等预防措施等,语言通俗易懂,方法简便可行,旨在提高广大读者对这些疾病有效预防的认识,提高我国民众的健康水平。

笔者长期从事临床心脑血管病工作,在总结心脑血管病防治实践经验的基础上,参考大量国内外最新文献,编写了《新编心脑血管病保健与康复》一书,供广大群众阅读参考,使广大读者从中受益。尽管笔者在本书的编写过程中力求准确,但难免有纰漏之处,恳请广大读者批评指正。

作　者

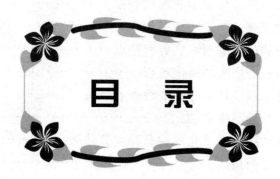

目 录

第一章 心脑血管病的基础知识

第二章　心脑血管病的早期征兆

第三章　心脑血管病的早期防护

第四章　心脑血管病的药物治疗

第五章　心脑血管病的急救护理

第六章　心脑血管病的生活防治

第七章　心脑血管病的饮食调理

第一章 心脑血管病的基础知识

1. 什么是血管

血管是指血液流过的一系列管道。人体除角膜、毛发、指(趾)甲、牙质及上皮等处外,血管遍布全身。按血管运输方向可分为动脉、静脉与微血管。动脉从心脏将血液带至身体组织,静脉将血液自组织间带回心脏,微血管则连接动脉与静脉,是血液与组织间物质交换的主要场所。各种生物拥有的血管形态各不相同。开放式循环生物,如昆虫,只有动脉。血液自动脉流出直接接触身体组织,再由心脏上的开孔回收血液。闭锁式循环生物,如哺乳类、鸟类、爬虫类、鱼类,则由动脉连接微血管,再接至静脉,最后回归心脏(图1)。

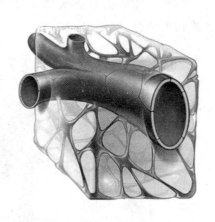

图1 血 管

2. 什么是血管系统

　　心脏要将血液泵到全身各个组织和器官,必须具备传送运载血液的管道——血管系统。血管系统按其流过的血液是新鲜的还是用过的,是离开还是返回心脏的特性而分为动脉和静脉。输送新鲜血液离开心脏的血管叫动脉,输送用过了的血液回到心脏的血管叫静脉。动脉血中因是含氧较多的血,所以颜色鲜红。静脉血因含有较多的二氧化碳,所以颜色为暗红色。但有一特殊例外的肺动脉含静脉血,而肺静脉则含有带氧丰富的动脉血。在动脉和静脉之间,有一种极细的血管称为毛细血管。一个成人的毛细血管总数在 300 亿根以上,长约 11 万千米,足可绕地球 2.7圈。可见人体的血管系统多么庞大,它包含着所有的动脉、静脉和毛细血管(图 2)。

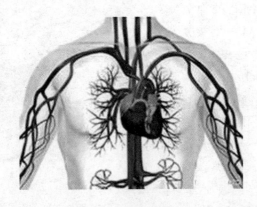

图 2　血管系统示意图

3. 什么是动脉

　　动脉始于心室,由大到小,逐级分支,如树枝状遍布全身,将血液输送至毛细血管。动脉血压较高,血流较快,因而管壁较厚,富有弹性和收缩性等特点。按其结构和功能特点可分为弹性动脉、肌性动脉和小动脉。

　　弹性动脉是体内最大的动脉,包括主动脉、头臂动脉、锁骨下动脉和颈总动脉等,它们含有丰富的弹性纤维和胶原纤维,但平滑成分较少。心室收缩时射出的血液首先进入弹性动脉,较高的血压使血管被动扩大其容量,暂时储存一部分血液,以缓冲压力过度升高。心室收缩驱动血液的一部分能量以势能的形式储存在弹性动脉管壁中,这种势能转换沿动脉壁依次传递至肢体的动脉压力,就是临床上通常测得的收缩压;当心室舒张时,被动扩张的血管发生弹性回缩,将射血期多容纳的那部分血液继续向外周推进,此压力传至肢体的动脉,即是临床上测得的舒张压,从而使间断的射血变为连续性血流。

　　肌性动脉为弹性动脉的续行段及其分支,管壁内弹性纤维有所减少而平滑肌增多。在神经的调节下,平滑肌收缩,可缩小管径。体内多数动脉属于此型,如腋动脉、桡动脉等。这些动脉将血液输送至全身各处,动脉的分支愈细,管壁内的弹力纤维愈少,平滑肌相对愈多。

　　小动脉是指直径小于 0.1 毫米的动脉支,管壁的弹力和胶原纤维成分减少,而环形平滑肌显著增多。平滑肌紧张性的大小受神经性和化学性两种调节机制的控制,当血管

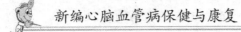

平滑肌收缩时,其管径缩小,外周血管阻力增加,故常称这段血管为阻力血管。动脉压的高低主要取决于小动脉平滑肌张力的程度,小动脉痉挛或硬化则产生高血压。对微循环部分来说,这段阻力血管的口径变化又起到控制进入微循环血流量的闸门样作用。

动脉管壁根据口径的不同又分为大、中、小3种。

(1)大动脉:包括主动脉、无名动脉、颈总动脉、锁骨下动脉和髂动脉。内膜为三层中最薄的一层,由内皮细胞层、内皮下层和内弹力膜层组成。中层最厚,约占管壁厚度的2/3,有丰富的弹性组织,形成50～60层窗膜状结构,在网孔状间隙中有胶原纤维和环层状排列的平滑肌细胞。外膜较薄,含胶原纤维,与中膜连接处有一层外弹力膜,外膜含有丰富的滋养小血管、淋巴管和神经纤维。

(2)中动脉:直径在1毫米以上,结构与大动脉相似,特点是中膜内含有大量平滑肌,故又称肌性动脉。内膜由内皮细胞层、内皮下层和内弹力膜层组成,但内弹力膜较发达,有2～3层。中膜约占管壁厚度的1/2,由25～40层螺旋形排列的平滑肌细胞组成,其中夹有少量弹性纤维、胶原纤维和成纤维细胞,平滑肌的收缩对管腔大小有明显改变作用。外膜与大动脉外膜相似,但有较多的弹性纤维,形成外弹力膜。

(3)小动脉:直径在0.1～1毫米,厚度与管径比为1∶2。内膜只有内皮细胞和内弹力膜,中层有完整的平滑肌、少量弹性纤维和胶质纤维,外膜有纤维结缔组织和少量弹性组织,无滋养血管(图3)。

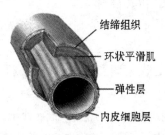

结缔组织

环状平滑肌

弹性层

内皮细胞层

图3 动 脉

4. 什么是静脉

静脉是循环系统中使血液流回到心脏的血管,大多数静脉(体循环的静脉)携带的血液氧量较低、二氧化碳含量较高,它们把血从体组织带回到心脏。肺循环的静脉和脐静脉中的血液则氧浓度最高而二氧化碳浓度最低。与同级动脉相比,静脉的管壁较薄,弹性小,管腔大,管内血流速度较慢。一些静脉管腔中有瓣膜,可以防止血液倒流。有些静脉与动脉伴行,分布在身体的深处,有些位置较浅,在体表可以看到,如手臂上的"青筋"。

全身的静脉可区分为肺循环的静脉和体循环的静脉两大部分。

肺静脉左右各1对,分别为左上、左下肺静脉和右上、右下肺静脉。这些静脉均起自肺门,向内行注入左心房后部。肺静脉将含氧量高的动脉血输送到心脏。体循环中的静脉数量多、行程长、分布广,主要包括上腔静脉系,下腔静脉系

（包括肝门静脉系）和心静脉系。

上腔静脉系是收集头颈、上肢和胸背部等处的静脉血回到心脏的管道。

下腔静脉系是收集腹部、盆部、下肢部静脉血回心的一系列管道。

心静脉系是收集心脏的静脉血液管道。

肝门静脉系主要是收集腹腔内消化管道,胰和脾的静脉血入肝的静脉管道,门静脉进入肝脏,在肝内又分成毛细血管网(与肝动脉血一起注入肝内血窦),然后再由肝静脉经下腔静脉回流入心脏(图4)。

下肢静脉一般而言分成3种:

第一种是表浅静脉,位置在皮肤表层,功能是收集表浅的血液。

第二种深层静脉,位于肌肉和纤维组织之间,功能是静脉的血(也就是缺氧血)回流至心脏。

第三种是穿透静脉,乃连接前两种静脉,负责把表浅静脉的血液带到深层静脉里。它的功能主要是把缺氧血液带

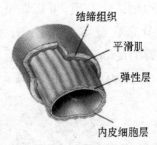

结缔组织
平滑肌
弹性层
内皮细胞层

图4　静　脉

回心脏,也就是把用过的并携带新陈代谢杂物的血液,收集至心脏重新回收利用,具有清道夫的作用。

5. 什么是毛细血管

毛细血管是极细微的血管,管径平均为 7～9 微米,连于动、静脉之间,互相连接成网状。毛细血管数量很大,除软骨、角膜、毛发上皮和牙釉质外,遍布全身。毛细血管壁薄,管径较小,血流很慢,通透性大。其功能是利于血液与组织之间进行物质交换。

光学显微镜下,各种组织和器官中的毛细血管结构相似,但在电镜下,根据内皮细胞等的结构特点,可以将毛细血管分为连续毛细血管、有孔毛细血管和血窦 3 型。

毛细血管是血液与周围组织进行物质交换的主要部位。人体毛细血管的总面积很大,体重 60 千克的人,毛细血管的总面积可达 6 000 平方米。毛细血管管壁很薄,并与周围的细胞相距很近,这些特点是进行物质交换的有利条件。毛细血管结构与通透性关系的研究表明,内皮细胞的孔能透过液体和大分子物质,吞饮小泡能输送液体,细胞间隙则因间隙宽度和细胞连接紧密程度的差别,其通透性有所不同。基板能透过较小的分子,但能阻挡一些大分子物质。另外一些物质,如氧、二氧化碳和脂溶性物质等,可直接透过内皮细胞的胞膜和胞质。

6. 什么是高脂血症

所谓高脂血症就是一般人常说的"高血脂",医学上的定义是指由于脂肪代谢或运转异常使血浆中的一种或多种脂类物质高于正常的状态。脂类物质不溶或微溶于水,必须与蛋白质结合、以脂蛋白形式存在才能在血液中循环,因此"高血脂"是通过高脂蛋白血症表现出来的。

胆固醇轻度增高,可能由于胆固醇和动物性脂肪摄入过多所致。吸烟、糖尿病、甲状腺功能减退症等,也可以引起胆固醇增高。胆固醇含量每 100 毫升血中超过 300 毫克时称为重度高胆固醇血症,除饮食因素外,还可由于家族性遗传所致。轻度三酰甘油增高可能由于糖类食物摄入过多、吸烟、肥胖等因素引起。重度的高三酰甘油多与糖尿病、肝病、慢性肾炎等有关。低密度脂蛋白中包括胆固醇和三酰甘油,凡引起胆固醇或三酰甘油增高的因素,皆可使低密度脂蛋白升高。而高密度脂蛋白过低,则可能由遗传、营养不良、肝病变及缺乏运动等因素造成。

虽然大量医学研究证明高血脂是心、脑血管病的主要危险因素,但至今对于高血脂的标准特别是适合于中国人的标准尚存在激烈争论。美国国家胆固醇宣教计划和欧洲动脉粥样硬化协会提出以下列标准作为高血脂的标准:血浆总胆固醇(TC)≥12.2 毫摩/升(220 毫克/分升),血浆总三酰甘油(TG)≥11.1 毫摩/升(200 毫克/分升),高密度脂蛋白≤2.22 毫摩/升(40 毫克/分升)。国内一些医生将上述标准用于国人,显然没有考虑到我国与西方在饮食习惯、遗传因素、社会背景等方面的不同，有偏高、偏宽松的缺点。我国的一项大规模调查表明血浆总胆固醇≥11.11毫摩/升（200毫克/分升），其心、脑血管病的发病危险就大大增加，并据此作为中国人的正常血脂上限，11.11～12.17（200～219毫克/分升）为边缘性升高。

（1）高胆固醇血症：正常人的血总胆固醇应低于5.2毫摩/升，如超过6.24毫摩/升可诊断为高胆固醇血症，血总胆固醇含量介乎于二者之间者为边缘性或临界性升高。

有些人由于长期大量进食含胆固醇甚多的食物，如肥肉、猪油、动物内脏、蛋黄、贝壳类海鲜等或因为肥胖、年龄增长（老年）、女性绝经等生理因素造成血总胆固醇升高，为"原发性高胆固醇血症"；也有少数患者由于某些疾病，如甲状腺功能过低或长期服用某些药物引起血总胆固醇升高，为"继发性高胆固醇血症"。高胆固醇血症是冠心病的直接危险因素。

（2）高三酰甘油血症：血三酰甘油超过1.7毫摩/升者称为高三酰甘油血症。病因也与饮食有关，如长期进食含糖过多的食品、饮酒、吸烟，以及体力活动过少都可导致血液中三酰甘油升高。三酰甘油增高也是冠心病和动脉粥样硬化的危险因素，若同时伴有低密度脂蛋白（LDL-C）的升高，且高密度脂蛋白（HDL-C）明显降低，更容易促发冠心病。

（3）混合性高脂血症：血中总胆固醇与三酰甘油同时升高者即为混合性高脂血症。

（4）低高密度脂蛋白血症：血清高密度脂蛋白（HDL-C）水平降低。这种类型的高脂血症可以单独存在，也可以伴高胆固醇血症,或伴高三酰甘油血症。

7. 高脂血症有哪些危害

血脂过多,容易造成"血稠",在血管上沉积,形成小"斑块"(就是我们常说的"动脉粥样硬化"),这些"斑块"堵塞血管,使血流受阻。这种情况如果发生在心脏,就会引起冠心病;发生在脑,就会出现脑卒中;如果发生在下肢,则会引起肢体坏死。

高脂血症常被忽视,因为初期多数人没有临床症状,因而经常得不到早期诊断和早期治疗。该病对身体的损害是隐匿、逐渐、进行性和全身性的,它的直接损害是加速全身动脉粥样硬化。由于全身的重要器官都要依靠动脉供血、供氧,一旦动脉被粥样斑块堵塞,就会导致严重后果。大量研究资料表明,高脂血症是脑卒中、冠心病、心肌梗死、心脏猝死的独立而重要的危险因素。

此外,高脂血症也是高血压、糖耐量异常、糖尿病的一个重要危险因素。高脂血症还是导致脂肪肝、肝硬化、胆石症、胰腺炎、眼底出血、失明、周围血管疾病、骨关节病、高尿酸血症的危险因素。某些原发性和家族性高脂血症患者还可出现腱状、结节状、掌平面及眼眶周围黄色瘤、青年角膜弓等。高血脂还可引发性功能障碍、老年性痴呆等多种疾病。科学家最新发现,高血脂还会诱发癌症。

美国因高血脂引起心脑血管病而死亡的人数,在所有疾病中占第一位。研究证明,高血脂者患心脏病的概率是正常人的 4 倍。

8. 什么是冠心病

冠心病是冠状动脉粥样硬化性心脏病的简称。心脏本身需要氧气和营养,给心脏提供氧气的血管是冠状动脉,如果冠状动脉发生粥样硬化病变或血管痉挛,导致管腔堵塞不通,血流不能正常流至心肌,心脏不能得到充足的氧气供应而不能正常射血,便形成冠心病。既往将冠状动脉造影显示冠状动脉狭窄≥50%者诊为冠心病,而冠状动脉狭窄<50%的患者应诊断为冠状动脉性疾病。

早在2000多年前的《黄帝内经》中就有冠心病的记载,与现代心肌梗死或冠心病猝死的临床症状相吻合。1972年湖南长沙马王堆出土的汉代女尸就患有严重的动脉粥样硬化,并根据胃内食物判断为冠心病猝死,该女尸距今已2100多年。

近年来,我国冠心病的发病率逐年增加,现已成为危害我国民众身体健康的一大杀手。

9. 冠心病的临床表现有哪些

冠心病有5型,分别有如下临床症状:

(1)绞痛型:表现为胸骨后的压榨感、闷胀感,伴随明显的焦虑,持续3~5分钟,常发散到左侧臂部、肩部、下颌、咽喉部、背部,也可放射到右臂。有时可累及这些部位而不影响胸骨后区。用力、情绪激动、受寒、饱餐等心肌耗氧增加的情况下发作的心绞痛称为劳力性心绞痛,休息和含化硝酸甘油可缓解。有时候心绞痛不典型，可表现为气紧、晕厥、虚弱、嗳气，老年人尤为明显。根据发作的频率和严重程度分为稳定型和不稳定型心绞痛。稳定型心绞痛指的是发作1个月以上的劳力性心绞痛，其发作部位、频率、严重程度、持续时间、诱使发作的劳力大小、能缓解疼痛的硝酸甘油用量都基本稳定。不稳定型心绞痛指的是原来的稳定型心绞痛发作频率、持续时间、严重程度增加，或者新发作的劳力性心绞痛（发生1个月以内）及静息时发作的心绞痛。不稳定型心绞痛是急性心肌梗死的前兆，所以一旦发现，应立即到医院就诊。

（2）心肌梗死型：梗死发生前1周左右常有前驱症状，如静息和轻微体力活动时发作的心绞痛，伴有明显的不适和疲惫。发作时表现为持续性剧烈压迫感、闷塞感，甚至刀割样疼痛，位置在胸骨后，常波及整个前胸，以左侧为重。部分患者可沿左臂尺侧向下放射，引起左侧腕部、手掌和手指麻刺感，部分患者可放射至上肢、肩部、颈部、下颌，以左侧为主。疼痛部位与以前心绞痛部位一致，但持续更久、疼痛更重、休息和含化硝酸甘油不能缓解。有时候表现为上腹部疼痛，容易与腹部疾病混淆。伴有低热、烦躁不安、多汗和冷汗、恶心、呕吐、心悸、头晕、极度乏力、呼吸困难、濒死感，持续30分钟以上，常达数小时。发现这种情况应立即就诊。

（3）无症状性心肌缺血型：很多患者有广泛的冠状动脉阻塞却没有感到过心绞痛，甚至有些患者在发生心肌梗死时也没感到心绞痛。有的人在发生了心脏性猝死，或心肌梗死时才被发现。常规体检也可发现无症状性心肌缺血型冠心病，部分患者由于心电图有缺血表现，发生了心律失常,或因为运动试验阳性而做冠状动脉造影才发现。这类患者发生心脏性猝死和心肌梗死的机会和有心绞痛的患者一样,所以应注意平时的心脏保健。

(4)心力衰竭和心律失常型:部分患者原有心绞痛发作,以后由于病变广泛,心肌发生广泛纤维化,心绞痛逐渐减少到消失,但却出现心力衰竭的表现,如气紧、水肿、乏力等,还有各种心律失常、心悸等表现。也有部分患者从来没有心绞痛,却直接表现为心力衰竭和心律失常。

(5)猝死型:指由于冠心病引起的不可预测的突然死亡,在急性症状出现以后 6 小时内由于心脏骤停所致。主要是由于缺血造成心肌细胞电生理活动异常,从而发生严重心律失常并导致心脏骤停。

10. 冠心病的发病因素有哪些

冠心病的发生并非单一因素所致,而是多种因素共同作用的结果。冠心病易患因素分为以下两大类。

不可控制的易患因素

(1)年龄:冠心病多发生于 40 岁以上的中老年人,尤其是男性＞55 岁、女性＞65 岁者。

(2)性别:男性多见,男女比例约为 2∶1,女性在绝经前冠心病患病率较男性低,但在绝经后基本相同。

(3)家族史:冠心病有明显的家族特点,是多种因素共同作用的结果,遗传因素与冠心病的危险因素和环境因素相结合才能促发冠心病的形成。

可控制的易患因素

（1）高血压：收缩压与舒张压升高与冠心病明显相关，高血压可以促使动脉粥样硬化的发生和发展，高血压是冠心病最重要的危险因素。

（2）高血脂：血中胆固醇升高，尤其是低密度脂蛋白胆固醇升高是冠心病的独立危险因素。

（3）糖尿病：糖尿病是冠心病的等危症，糖尿病患者的冠心病发病率较无糖尿病者超过两倍。

（4）吸烟：吸烟是冠心病的主要危险因素，吸烟者的冠心病发病率和病死率比不吸烟者增加 2～6 倍，且与吸烟的时间与每日吸烟的支数成正比。

（5）其他危险因素：有肥胖、过量饮酒、体力活动少、A型性格、饮用软水、微量元素缺乏、同型半胱氨酸水平增高、胰岛素抵抗等。

11. 冠心病有哪几种类型

根据世界卫生组织（WHO）分型，冠心病分为以下 5 种类型。

（1）隐匿型冠心病：又称无症状心肌缺血，患者有广泛的冠脉病变但没有胸闷、胸痛症状，部分患者心电图呈缺血改变，或运动试验阳性经冠脉造影证实。

（2）心绞痛型：指由冠状动脉供血不足，心肌急剧、暂时缺血与缺氧所引起的以发作性胸痛或胸部不适为主要表现的一组临床综合征，包括稳定型和不稳定型心绞痛。

(3)心肌梗死型:是指冠状动脉出现粥样硬化斑块或在此基础上血栓形成,导致冠状动脉的血流急剧减少或中断,使相应的心肌出现严重而持久的急性缺血,最终导致心肌的缺血性坏死,属冠心病的严重类型。

(4)缺血性心肌病型:是指由于长期心肌缺血导致心肌局限性或弥漫性纤维化,从而产生心脏收缩和(或)舒张功能受损,引起心脏扩大或僵硬、充血性心力衰竭、心律失常等一系列临床表现的临床综合征。

(5)猝死型:该病患者心脏骤停的发生是在冠状动脉粥样硬化的基础上,发生冠状动脉痉挛或微循环栓塞导致心肌急性缺血,造成局部电生理紊乱,引起暂时的严重心律失常(特别是心室颤动)所致。

12. 什么是隐匿型冠心病与急性冠脉综合征

隐匿型冠心病又称无症状心肌缺血,指患者已有心肌缺血的证据,但没有心绞痛等临床症状或只有一些不典型症状者。这些患者的冠脉已发生粥样硬化,但由于病变较轻或已建立较好的侧支循环,使心肌缺血不明显。也有一些患者痛阈高或患有糖尿病周围神经病变,对疼痛不敏感,无法感觉疼痛症状。无症状冠心病患者由于发病时无明显疼痛症状,而且发作时间短,有可能突然转变为心绞痛或心肌梗死,也可发生心力衰竭、心律失常,甚至猝死。

隐性冠心病是健康的大敌,常能引起猝死。因此,无症状冠心病应及早诊断与治疗。

急性冠脉综合征是由于动脉粥样硬化斑块破裂并发血栓形成、斑块出血、血管痉挛等多种病理改变所致的心肌血供减少所引发的急性冠脉事件,包括不稳定型心绞痛、急性 S-T 段抬高型心肌梗死、急性非 S-T 段抬高型心肌梗死和心源性猝死。急性冠脉综合征的发作与斑块不稳定有关,而与斑块大小无关。使斑块不稳定的因素包括高血压、高脂血症、吸烟、感染等。控制上述不稳定因素,有助于稳定斑块,从而预防急性冠脉综合征的发生。

13. 早期冠心病有哪些症状

冠心病是中老年人的常见病和多发病,处于这个年龄阶段的人,在日常生活中,如果出现下列情况,要及时就医,尽早发现冠心病。

(1)劳累或精神紧张时出现胸骨后或心前区闷痛,或紧缩样疼痛,并向左肩、左上臂放射,持续 3～5 分钟,休息后自行缓解者。

(2)体力活动时出现胸闷、心悸、气短,休息时自行缓解者。

(3)出现与运动有关的头痛、牙痛等。

(4)饱餐、寒冷或看惊险影片时出现胸痛、心悸者。

(5)夜晚睡眠枕头低时,感到胸闷憋气,需要高枕卧位方感舒适者;熟睡或白天平卧时突然胸痛、心悸、呼吸困难,需立即坐起或站立方能缓解者。

(6)性生活或用力排便时出现心慌、胸闷、气急或胸痛不适。

（7）听到噪声便引起心慌、胸闷者。

（8）反复出现脉搏不齐、不明原因心跳过速或过缓者。

14. 心肌梗死为什么常有漏诊和误诊

日常生活中，心肌梗死误诊和漏诊率较高，这与以下几个因素有关：

（1）首次发病，患者对疾病认识不够，未能及时就诊。

（2）老年人症状常不典型，常表现为无痛型、胃肠型、脑循环障碍型、异位疼痛型、心力衰竭型等，极易误诊为其他疾病。

（3）并发症多，这更增加了疾病的复杂性。

（4）复杂性心肌梗死多，心电图缺乏特异性改变。

（5）非 S-T 段抬高型心肌梗死多见，常需结合心肌酶、心电图等联合诊断。

15. 代谢综合征与冠心病有什么关系

代谢综合征是 20 世纪 90 年代末才提出的说法，过去又称为 X 综合征、胰岛素抵抗综合征。中华医学会糖尿病学分会给出以下代谢综合征的诊断标准：

（1）高血压：血压≥140/90 毫米汞柱（mmHg）或已确诊高血压病患者。

（2）高血脂：血三酰甘油≥1.7 毫摩/升或高密度脂蛋白＜0.9 毫摩/升（男）或＜1.0 毫摩/升（女）。

（3）糖尿病：空腹血糖≥6.1 毫摩/升或餐后 2 小时血糖

≥7.8 毫摩/升,或已确诊为糖尿病。

(4)超重:BMI≥25 千克/米²。

具有以上 4 项中的 3 项即可诊断为代谢综合征。

研究表明,单有代谢综合征患者发生冠心病概率可达 25%以上。无糖尿病者具有代谢综合征的患者 10 年内发生冠心病的风险＞20%。因此,代谢综合征是冠心病的重要预测指标,可加速冠心病的发生和发展。代谢综合征患者应认真控制高血压、高血脂、高血糖,积极控制饮食、增加运动、改善生活方式是治疗本综合征的基本而重要的措施。

16. 糖尿病患者患冠心病有何特点

糖尿病是一种全身性代谢紊乱性疾病,容易引起冠心病。糖尿病合并冠心病患者临床表现主要有以下特点。

(1)症状不典型:无痛性心肌缺血较多见,据统计,糖尿病心肌梗死患者约 50%是无痛性的,患者仅有胸闷、恶心、呕吐、心力衰竭,或心悸、头晕、乏力等症状,甚至突然出现摔倒。糖尿病发生心肌梗死的死亡率极高,且缓解后复发率较高。

(2)猝死发生较多:糖尿病合并冠心病患者有可能因为各种应激,如情绪激动、呼吸道及其他部位感染、手术创伤、麻醉等导致突然死亡,多由于严重心律失常或休克,常常突然起病。

(3)直立性低血压多见:当患者从卧位起立时,如收缩期血压下降大于 30 毫米汞柱和(或)舒张压下降大于 20 毫米汞柱时称为直立性低血压。此时常感头晕、软弱、心悸、视力障碍,甚至昏倒。

（4）休息时心动过速多见：由于糖尿病影响支配心脏的自主神经系统可导致心脏神经系统紊乱,凡休息状态下心率大于90次/分者应怀疑自主神经功能紊乱。

（5）其他：糖尿病合并冠心病患者冠状动脉病变多较弥漫严重,钙化病变多见。

17. 诊断冠心病需做哪些检查

冠心病是常见的心血管疾病,当患者怀疑有冠心病时,应及时到医院请医生诊治。医生除了询问患者症状、进行体格检查外,还要安排一些辅助检查。

随着科学技术的发展,用于诊断冠心病的方法和仪器也越来越多,目前,诊断冠心病的方法包括无创性和有创性检查。一般先进行无创检查,然后根据情况安排有创检查。无创检查中先安排常用检查,再安排特殊检查。诊断冠心病的基本检查包括心电图、超声心动图、X线检查和血液学检查。特殊检查包括放射性核素心肌显像、多层螺旋CT显像、心脏磁共振、冠状动脉造影等。在所有诊断冠心病的方法中,冠状动脉造影是目前诊断冠心病最可靠的方法和最主要的手段。

为了判断冠心病患者的病情、分析危险因素及估计预后,冠心病患者还需要定期进行血糖、血脂、肝肾功能、血常规、心肌酶检查。

18. 急性心肌梗死为什么要检查心肌酶

因为急性心肌梗死时心肌细胞坏死而释放出心肌细胞内多种酶,所以测定心肌酶对确定急性心肌梗死有十分重要的意义。

(1)对于临床症状及心电图改变比较明确的患者,心肌酶异常升高,可明确诊断。

(2)对于心电图变化不明显的患者,心肌酶异常升高,可帮助诊断。

(3)根据某一种酶的升高,可粗略估计心肌梗死的时间。

(4)肌酸激酶(CK)及肌酸激酶同工酶(CK-MB)的数值与心肌梗死面积大小有关,根据心肌酶数值大小可大略估计心肌梗死程度。

(5)对于溶栓患者,可根据心肌酶的峰值时间估计冠状动脉是否再通。因此,对任何可疑心肌梗死患者,及时检查心肌酶,是提高急性心肌梗死早期诊断的重要保证。

19. 什么是动脉粥样硬化

动脉粥样硬化是动脉硬化的一种。凡是由于各种不同原因而引起动脉发生管壁增厚、弹性减退、血管变硬的改变都叫动脉硬化。动脉粥样硬化是动脉最内层的内膜上沉积了一些像粥一样的胆固醇类物质,向管腔内突出,伴有瘢痕组织的产生,使动脉变硬,引起管腔狭窄或阻塞,又称为动脉硬化。

当冠状动脉发生粥样硬化时,可造成心肌供血不足,引起心绞痛或心肌梗死。冠状动脉粥样硬化以左前降支受累最为多见,病变也最重,然后,依次是右冠状动脉、左回旋支和左冠状动脉主干。动脉粥样硬化的病因及发病机制十分复杂,目前认为,它是多种内外因素长期反复作用下形成的疾病,是动脉壁细胞、细胞外基质、血液成分、血流动力学、环境及遗传等诸多因素相互作用的结果。预防动脉粥样硬化可以减少发生心脑血管病的危险性,对延长生命有着十分重要的意义(图 5)。

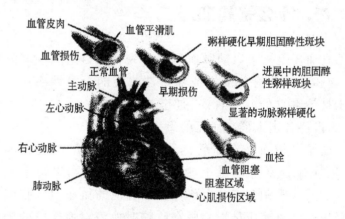

图 5　动脉粥样硬化引起心肌梗死的发病过程示意图

20. 冠状动脉粥样硬化的狭窄程度分几级

　　冠状动脉粥样硬化造成管腔狭窄的程度,根据狭窄最严重的横断面积分为以下 4 级：

Ⅰ级管腔面积≥25％。

Ⅱ级管腔面积在 26％～50％。

Ⅲ级管腔面积在 51％～75％。

Ⅳ级管腔面积在 76％～100 ％。

一般Ⅰ级、Ⅱ级粥样硬化并不引起明显冠状动脉血流量的减少,除非伴有冠状动脉痉挛。Ⅲ级以上的狭窄与冠心病有直接关系。

21. 什么是高血压

高血压是一种以动脉血压升高为特征,可伴有心脏、血管、脑和肾等器官功能性或器质性改变的全身性疾病。高血压是最常见的心血管病,是全球范围内的重大公共卫生问题,世界各国人群高血压的患病率均高达 10％～20％。

血压是指血液在血管内流动时对血管壁产生的侧压力,用血压计在肱动脉上测得的数值来表示,以毫米汞柱（mmHg）或千帕（KPa）为单位。平时说的血压包含收缩压和舒张压。收缩压是指心脏在收缩时血液对血管壁的侧压力;舒张压是指心脏在舒张时血液对血管壁上的侧压力。医生记录血压为 120/80mmHg,表示收缩压为 120mmHg,舒张压为 80mmHg。

根据近年来国际和国内的大规模人群观察结果,目前界定血压达到或大于 140/90mmHg 水平为高血压。然而,当血压达到或超过 120/85mmHg 水平,发生一些心脑血管病如冠心病或脑卒中的相对危险就显著增高。因此,现在国际和国内将小于 120/80mmHg 的血压水平称为最佳血压或理想血压。

世界卫生组织(WHO)建议使用的血压标准是:凡正常成人收缩压应小于或等于 130mmHg,舒张压小于或等于 85mmHg。如果成人收缩压大于或等于 160mmHg(21.3kPa),舒张压大于或等于 95mmHg(12.6kPa)为高血压;血压值在上述两者之间,亦即收缩压在 141~159mmHg(18.9～21.2kPa),舒张压在 91～94mmHg(12.1～12.5kPa)为临界高血压。正常血压和高血压之间无分明的界限。因此,无论以何种标准来划分正常血压与高血压都具有一定的主观性。同时,在诊断高血压时,必须多次测量血压,至少有连续两次舒张期血压的平均值为 90mmHg(12.0kPa)或以上,才能确诊为高血压。同时,还存在着一类见到医生血压就升高的现象,人们形象地将这种高血压称为"白大褂高血压"。

22. 高血压的分类有哪些

在医学界,根据高血压的发病原因,将其分为原发性高血压和继发性高血压两大类。原发性高血压即发病原因不明的高血压,约 95% 以上的高血压患者为此类型,大多数患者有家族遗传史。继发性高血压病因相对明确,多由全身性疾病或药物引起,一般主要由肾疾病和内分泌疾病或是脑部炎症、肿瘤、外伤引起。某些药物如激素、避孕药、甘草浸膏等也可升高血压(表1)。

表 1　高血压分类

类　别	收缩压（mmHg）	舒张压（mmHg）
理想血压	＜120	＜80
正常血压	＜130	＜85
正常高值	130～139	85～89
1 级高血压（"轻度"）	140～159	90～99
亚组：临界高血压	140～159	90～94
2 级高血压（"中度"）	160～179	100～109
3 级高血压（"重度"）	≥180	≥110
单纯收缩期高血压	≥140	＜90
亚组：临界收缩期高血压	140～149	＜90

还可将高血压分为单纯收缩期高血压、直立性高血压。

（1）单纯收缩期高血压：指收缩压≥160mmHg，而舒张压＜95mmHg。单纯收缩期高血压是由主动脉硬化所致，主动脉弹性常随年龄增长而逐渐降低（35 岁时其顺应性减少约 50％）。老年人发生收缩期高血压时，将会逐渐发生左心室肥厚、心排血量减少、左室射血减少、功能障碍等一系列心脏功能的改变。

（2）直立性高血压：患者在站立或坐位时血压增高，平卧位时血压正常。国内此类高血压患者占 4.2％，国外报道此类患者占 10％。直立性高血压一般没有高血压的特征，多数患者在体检或偶然的情况下被发现，血压多以舒张压升高为主，且波动幅度较大。血液检查显示血浆肾素活性较正常人高，甚至超过一般高血压病患者。个别严重者可伴有心悸、易疲倦、入睡慢等现象。

23. 高血压病常见症状有哪些

　　不同的人在不同的病期,高血压病的具体症状并不一样。多数高血压患者早期多无症状或症状不明显,偶于体格检查或由于其他原因在测血压时发现。而且血压升高程度与症状并无一致的关系,如有些人血压不太高,症状却很多,而另一些患者血压虽然很高,但症状不明显,常见的症状如下。

　　(1)头晕:高血压最多见的症状即为头晕。有一过性的(常在突然下蹲或起立时出现)和持续性的头晕。头晕是引起高血压患者痛苦的主要原因,由于头部有持续性的沉闷不适感,严重地妨碍患者思考,影响正常工作和日常生活。而如果出现高血压危象或椎-基底动脉供血不足时,可出现类似于内耳眩晕症的症状。

　　(2)头痛:高血压常见症状之一,多为持续性钝痛或搏动性胀痛,甚至有炸裂样剧痛。疼痛部位多在额部两旁的太阳穴和后脑勺,主要发生在早晨睡醒时,起床活动及饭后逐渐减轻。

　　(3)烦躁、心悸、失眠:大多数高血压病患者性情急躁、遇事敏感、易激动。以心悸、失眠较常见,如入睡困难或早醒、睡眠不踏实、易做噩梦、易惊醒等,与自主神经功能失调及大脑皮质功能紊乱有关。

　　(4)注意力不集中、记忆力减退:早期多不明显,但随着病情发展而逐渐加重。尤以近期记忆力减退为甚。记忆力减退带来的苦恼,常成为促使患者就诊的原因之一。

（5）肢体麻木:常见手指、足趾麻木或皮肤如蚁行感,手指不灵活。身体其他部位也可能出现麻木,还可能感觉异常,甚至半身不遂。一般经过适当治疗后可以好转,但若肢体麻木较顽固,持续时间长,而且固定出现于某一肢体,并伴有肢体乏力、抽筋、跳痛时,应及时到医院就诊,预防脑卒中发生。

（6）出血:较常见。因为高血压往往伴有动脉硬化,血管的脆性增加,本身就容易破裂出血,再加上血管内压力增大就更容易诱发血管破裂出血。而鼻腔黏膜直接暴露在外界,容易发生干燥、糜烂,所以高血压患者容易出现鼻出血。结膜出血、眼底出血、脑出血等现象也常见。高血压引起的鼻出血,约占鼻出血患者的40％。

综上所述,当患者出现莫名其妙的头晕、头痛或上述其他症状时,都应考虑是否患了高血压,应及时测量血压,以实现对高血压早发现、早诊断、早治疗的"三早"策略。

24. 高血压危重症状有几种

（1）高血压危象:指在高血压疾病发展过程中,因过度劳累、寒冷、精神创伤、紧张等诱发出现头痛、烦躁不安、眩晕、恶心、呕吐、心悸及视物模糊等临床表现;可伴有心绞痛、心力衰竭或高血压脑病。血压升高以收缩压升高为主,往往收缩压＞200mmHg。

（2）高血压急症:指在原发性或继发性高血压疾病发展过程中,或在某些诱因作用下,血压突然升高,病情急剧变

 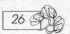

化。常伴有视网膜病变。此病多见于年轻人，常常出现头痛、头晕、视物模糊、心慌、气短、体重减轻等临床表现，发生高血压危象或高血压脑病。舒张压常持续≥130mmHg，高血压急症常引起靶器官的功能严重障碍，甚至衰竭。因此，治疗高血压急症的当务之急，是采取迅速有效的措施，在数分钟至1小时内将血压降至安全范围，使衰竭的脏器功能得到改善或恢复。若不能及时抢救，预后可能不佳。除考虑血压升高的水平和速度外，靶器官受累的程度也很重要。

若舒张压＞140mmHg和（或）收缩压＞220mmHg，无论有无临床症状均应按高血压急症处理。

若患者并发急性心力衰竭、主动脉夹层、心肌梗死、脑卒中，即使血压仅仅为中度升高，也应按高血压急症处理。

（3）高血压脑病：指在高血压疾病发展过程中发生畸形脑血液循环障碍，引起脑水肿和颅内压升高而产生的临床征象。患者常出现头痛、呕吐、烦躁不安、心跳慢、视物模糊、意识障碍甚至昏迷等临床表现。此时，血压升高以舒张压升高为主，往往舒张压＞120mmHg。

25. 高血压对健康的危害有哪些

高血压的危害主要是造成脑、心、肾、视网膜等重要器官的损害。

（1）加重心脏负荷：血压越高，心脏排血消耗的力就越大。随着高血压病程的延长和病情的加重，心脏就会逐渐增厚肥大。而心脏越肥大，缺血就越严重，最终导致心脏收缩无力而发生心力衰竭。

（2）动脉粥样硬化：长期血压升高可促进动脉粥样硬化的形成，尤其是冠状动脉硬化的发展。

（3）胀破血管，脑出血：人们常说的"出血性脑卒中"，就是高血压引起的脑血管破裂。高血压患者由于激动、发怒、用力排便、屏气等最容易引起血压突然升高，促使脑出血。

（4）肾损害：由于肾入球和出球小动脉痉挛、硬化、退变等导致肾缺血、缺氧和肾实质纤维化，高血压晚期多伴有进行性肾功能减退。

（5）视网膜功能减退：血压长期升高使得视网膜动脉发生玻璃样变所致。

（6）脑卒中和冠心病是高血压最严重的并发症：在我国，脑卒中（俗称中风）具有发病率高、死亡率和致残率高的特点，每年大约有150万新发患者，给社会、家庭、个人带来沉重的负担。其中绝大部分患者是因高血压长期得不到治疗或治疗效果不佳，以致脑动脉硬化，随之发生脑动脉阻塞（脑梗死）或出血（脑出血）的结果。长期高血压还容易引发冠心病、心肌梗死或肾衰竭。

26. 高血压的流行趋势是什么

高血压在世界各地的流行状况不同，患病率最低的是印度的农村地区（男性3.4％，女性6.8％），最高的是波兰（男性68.9％，女性72.5％）。在美国约有5000万人患有高血压，日本60岁以上的老年人中约有60％患有高血压，2002年中国居民营养与健康状况调查结果显示，中国高血压患者已高达1.6亿，高血压正在严重危害居民健康。

总体上,无论男性还是女性,高血压患病率随年龄的增长而增加。其中,平均收缩压水平随年龄的增长而增加,而舒张压水平在 65 岁以前随年龄的增长而增加。性别方面,男性高血压的患病率总体高于女性,但 65 岁后女性高血压患病率高于男性。

另外,高血压相关的危险因素主要包括:遗传、超重和肥胖、体力活动、膳食和社会经济因素等。近年来,我国高血压发病呈现逐渐年轻化的趋势。

27. 什么是心力衰竭

心力衰竭又称"充血性心力衰竭"或"心功能不全"。当心脏病或其他疾病使心脏负担加重时,心脏排血功能减弱,以致输出的血量不能满足各器官及组织的代谢需要,同时器官及组织中的血液也不能顺利地回到心脏,因而产生一系列缺氧和瘀血表现。

心力衰竭分左心衰竭、右心衰竭和全心衰竭,是心脏病后期发生的危急症候。

左心衰竭的早期表现为体力劳动时呼吸困难、端坐呼吸。病情发展严重时,患者常常在夜间憋醒,被迫坐起,咳喘有哮鸣音,口唇发紫,大汗淋漓,烦躁不安,咳粉红色痰,脉搏细而快。

右心衰竭初起可有咳嗽、咳痰、哮喘、面颊和口唇发紫、颈部静脉怒张。下肢水肿,严重者还伴有腹水和胸腔积液。

同时出现左心和右心衰竭症状时称为全心衰竭。

28. 心力衰竭的诱因有哪些

由于先天性心脏疾病如主动脉瓣或二尖瓣关闭不全、室间隔缺损、动脉导管未闭或者疾病原因、心肌收缩力的减弱及心室顺应性减低等引起心脏负荷过重,导致心力衰竭。

感染、过重的体力劳动或情绪激动、心律失常、妊娠分娩、输血(输液)过快或过量、严重贫血或大出血也能导致心脏负荷加重,造成心力衰竭。

29. 心力衰竭的分类有哪些

心力衰竭的分类:根据心力衰竭的临床表现,将心力衰竭分为 3 度。

1 度:活动轻度受限,休息时无症状,但中等体力活动时即出现症状。

2 度:活动明显受限,活动稍多即出现明显症状。

3 度:任何活动时均有症状,在休息时也有症状。

30. 心力衰竭的临床表现有哪些

心力衰竭的临床表现与同侧心室或心房受累有密切关系。左心衰竭的临床特点主要是左心房和(或)右心室衰竭引起的肺瘀血、肺水肿;右心衰竭的临床特点是右心房和(或)右心室衰竭引起的体循环静脉瘀血和水钠潴留。在发生左心衰竭后,右心也常相继发生功能损害,最终导致全心衰竭。出现右心衰竭时,左心衰竭症状可有所减轻。

(1)左心衰竭:左心衰竭是由于肺泡和支气管黏膜瘀血所引起,多与呼吸困难并存,咯血色泡沫样或血样痰。呼吸困难是左心衰竭的最早和最常见的症状。轻者仅在较重的体力劳动时发生呼吸困难,休息后很快消失,故称为劳力性呼吸困难。这是因为劳动促使回心血量增加,即使在右心功能正常时,也能促使肺瘀血加重。随着病情的进展,轻度体力活动时即感呼吸困难,严重者休息时也感呼吸困难,以致被迫采取半卧位或坐位,称为端坐呼吸(迫坐呼吸)。因坐位可使血液受重力影响,多积聚在低垂部位如下肢与腹部,回心血量较平卧时减少,肺瘀血减轻;同时坐位时横膈下降,肺活量增加,使呼吸困难减轻。

阵发性夜间呼吸困难是左心衰竭的一种表现,患者常在熟睡中憋醒,有窒息感,被迫坐起,咳嗽频繁,出现严重的呼吸困难。轻者坐起后数分钟症状即消失,重者发作时可出现发绀、冷汗,肺部有哮鸣音,称心脏性哮喘。严重时可发展成肺水肿,咯大量泡沫状血痰,两肺满布湿啰音,血压下降,甚至休克。另外有疲乏无力、失眠、心悸等症状。严重脑缺氧时可出现陈-施呼吸、嗜睡、眩晕、意识丧失、抽搐等症状。

(2)右心衰竭:右心衰竭早期症状常伴有食欲缺乏、恶心、呕吐及上腹部胀痛,此多与肝、脾及胃肠道充血有关。肝充血、肿大并有压痛,急性右心衰竭并发肝急性瘀血肿大者,上腹胀痛急剧,可被误诊为急腹症。长期慢性肝瘀血缺氧,可引起肝细胞变性、坏死,最终发展为心源性肝硬化,肝功能呈现不正常或出现黄疸。若有三尖瓣关闭不全并存的话,触诊肝可感到有扩张性搏动、颈静脉怒张、水肿,少数患者可有胸腔积液和腹水、发绀,并伴有神经系统症状,如神经过敏、失眠、嗜睡等,重者可发生精神错乱。

心脏体征主要为原有心脏病表现。由于右心衰竭常继发于左心衰竭,因而左、右心均可扩大:右心室扩大引起三尖瓣关闭不全时,在三尖瓣听诊可听到吹风性收缩期杂音。由左心衰竭引起的肺瘀血症状和肺动脉瓣区第二心音亢进,可因右心衰竭的出现而减轻。

(3)全心衰竭:左、右心衰竭的临床表现可同时伴随存在,也可主要表现为左或右心衰竭的临床特征。

长期慢性心力衰竭患者多容易发生营养不良,如消瘦、肌肉萎缩、无力、食欲降低或没有食欲,甚可导致严重营养不良。这些患者虽然心力衰竭的临床体征已消退,但仍有心慌、胸闷、胸痛、活动耐力差、肢体酸痛、失眠及没有食欲等症状,用心力衰竭难以解释,进一步抗心力衰竭治疗对这些症状的改善并不明显。

31. 心律失常一定是心脏病吗

首先,我们先明确什么是心律失常。正常心律是由窦房结发出激动,沿房间束、房室结、左右束支、浦肯野纤维激动心房、心室,引起心脏收缩,射血供应全身脏器,频率在60～100次/分。任何原因引起心律和(或)心率的异常,我们都称之为心律失常。它可以由心脏本身的病理性因素引起,但一些非心源性因素同样可以引起心律失常,如剧烈运动后、情绪激动、发热等,均可以出现心动过速,甚至一些人会有期前收缩等症状出现,但本身心脏并没有器质性病变,只要去除诱因,心律失常就可以消失。因此,发现心律失常后不用过度紧张、焦虑,首先应明确病因,才能有针对性地治疗。

32. 窦性心动过速是病吗

当由窦房结所控制的心率超过 100 次/分时,称为窦性心动过速,大多是由于生理或心外因素所致,不需特殊治疗。对于病理性原因引起的心动过速的治疗主要是针对病因和去除诱发因素,如改善心功能、纠正贫血、控制甲亢等。如果轻度或持续活动即可引起不成比例的心率增快,就应警惕不适当窦性心动过速(IST)的可能性。长期心动过速可以引起心律失常性心肌病,使心功能受损,导致心脏扩大、心力衰竭等不良后果。目前 IST 诊断标准尚不统一,以下几点可作为诊断依据:

(1)休息或轻微活动时心室率>100 次/分。

(2)心动过速时心电图 P 波形态为窦性。

(3)心动过速发生时有相应的症状。

(4)排除引起窦性心动过速的其他原因,如药物治疗效果不佳,可以考虑射频消融治疗。

33. 发现期前收缩应做哪些检查,需要治疗吗

期前收缩是指异位起搏点发出的过早冲动引起的心律

搏动,是最常见的心律失常之一。期前收缩可发生在窦性或异位性(如心房颤动)心律的基础上,可偶发或频发,可规则或不规则地在每一个或每数个正常搏动后发生,形成二联律或三联律。在人的一生中,心律失常是非常常见的,尤其是期前收缩。因此,发现期前收缩,您不用过分紧张,首先,应先明确期前收缩的性质及病因,做十二导联心电图、24 小时动态心电图及心脏彩超等检查有助于您明确病因、确定期前收缩性质,如有必要还需行电解质、心肌酶等相关检查以明确诊断。

期前收缩的患者是否需要治疗,取决于患者是否有器质性心脏病及期前收缩的严重程度。如果患者没有器质性心脏病,期前收缩可能是由于劳累、情绪波动、吸烟、过量饮酒、喝浓茶等因素引起的,只要把这些诱因去除,期前收缩会逐渐消失,而不必使用抗心律失常药物;如果是器质性心脏病引起的期前收缩,则需要规律服药控制期前收缩,防止恶性心脏事件的发生。

34. 哪些心律失常一定要重视

实际上,正常人在一生中几乎不可避免地要发生心律失常。除了各种器质性心脏病导致的心律失常,一些其他原因引起的轻度心律失常可无症状,或症状轻微,对人体不产生危害。年轻人的心律失常,如果无器质性心脏病,绝大部分是对人体没有多大危害的。对于器质性心脏病(如冠心病、心肌梗死、心肌病)患者发生的快速及缓慢性心律失常要予以重视,因其可以加重心脏缺血,引起血流动力学不稳定,甚至可以造成生命危险。即使患者没有器质性心脏病,如果症状明显,出现胸闷、胸痛、黑矇、站立不稳、晕厥等表现,就应引起高度重视。

35. 什么是瓣膜病,主动脉瓣狭窄是什么病

心脏由左心房、左心室、右心房和右心室组成,左心房与左心室间是二尖瓣,右心房与右心室间是三尖瓣,左心室连接主动脉处是主动脉瓣,右心室连接肺动脉处是肺动脉瓣。由于某些原因引起的单个或多个瓣膜出现功能或结构异常,导致瓣口狭窄或关闭不全(也称反流)就叫作瓣膜病。如二尖瓣狭窄、二尖瓣关闭不全、主动脉瓣狭窄、主动脉瓣关闭不全等。

心脏收缩时血液从左心室通过主动脉瓣进入主动脉,再流向各器官。当主动脉瓣狭窄时,左心室要用力收缩才可将血液送入主动脉,但血液流量会减少。如果血液流量明显减少,将会影响重要脏器的供血,由于脑缺血就会出现晕厥、黑矇(眼前发黑),如果出现心脏缺血就会出现心绞痛,还会由于心功能不全出现呼吸困难。

36. 风心病二尖瓣狭窄患者容易得脑栓塞吗

由于风心病二尖瓣狭窄患者左心房扩大,时间长了就会发生房颤,房颤发生后左心房收缩不协调,左心房会更

大,导致左心房内血流缓慢,容易形成血栓,当血栓脱落后栓子会随血液流到全身,栓子堵在哪根血管,哪根血管供应的器官就会出现缺血和坏死,最容易发生的部位是脑,出现脑栓塞。其他的部位还有心脏,出现心肌梗死,肠系膜动脉栓塞出现肠坏死等。

应积极治疗风心病,解除瓣膜的狭窄和关闭不全,避免心脏的结构改变和房颤的发生,同时要做好抗血小板,特别是抗凝治疗。比如使用阿司匹林,特别是华法林治疗。

37. 什么是心脏骤停

心脏骤停是指心脏射血功能的突然终止。表现为大动脉搏动与心音消失,重要器官如脑严重缺血、缺氧,导致生命终止。这种出乎意料的突然死亡,医学上又称为猝死。引起心脏骤停最常见原因是室性快速性心律失常(室颤和室速),其次为缓慢性心律失常或心室停顿,若呼唤患者无回应,压眶上、眶下无反应,即可确定患者已处于昏迷状态。再注意观察患者胸腹部有无起伏呼吸运动。如触颈动脉和股动脉无搏动,心前区听不到心跳声,可判定患者已有心脏骤停。

38. 什么原因可以造成心脏骤停

导致心脏骤停的原因很多,包括心源性和非心源性。心源性如冠心病、心肌炎、风心病、肺心病、先心病等,但以冠心病最为常见,占心源性猝死的 $60\% \sim 90\%$。非心源性如严重电解质紊乱、肺栓塞、触电、溺水等。其中大多数患者由于心电功能异常,少数患者为机械收缩功能丧失引起,也可因循环衰竭或通气障碍引起明显的呼吸性酸中毒(心肺骤停)所致。心电功能异常为心脏猝死的最常见机制,心室颤动为来院前心脏猝死主要的心律失常(占 70% 以上)。

39. 什么是脑血管病

脑血管疾病,是指由各种原因引起的脑动脉系统和静脉系统发生病理改变所造成的疾病。它是一种危害人们身体健康、威胁生命、影响劳动力的常见病和多发病(图 6)。

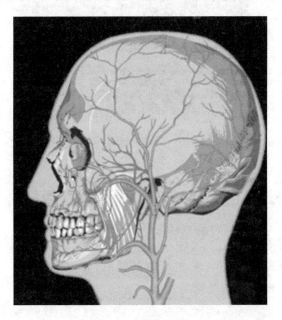

图 6 大脑血管①

在脑血管疾病中,以脑动脉系统疾病最常见,其病情特点是发病急、变化快、病情重、危险性大。由于脑的血液循环障碍直接影响脑组织,致使脑细胞发生功能紊乱或不可逆性改变。患者常出现头痛、头晕、呕吐、意识障碍,严重时可出现失语、偏瘫、大小便失控等症状和体征,重者可导致死亡(图7)。

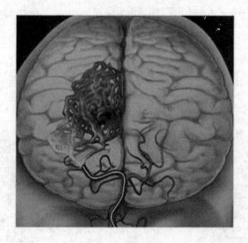

图7 大脑血管②

40. 脑血管病的发病因素有哪些

(1)高血压:据统计,80%以上的脑血管病患者患有高血压,高血压病患者发生脑血管病的概率要比一般人高4～5倍,以出血性脑血管病居多。

(2)糖尿病:因糖和脂肪代谢紊乱,导致脑动脉硬化。据统计,1/3的脑血管病患者有糖尿病史,糖尿病患者发生脑血管病的概率比正常人高 5 倍。

（3）心脏病：冠心病患者常合并脑动脉硬化，特别是合并房颤患者，易发生心房附壁血栓脱落；心功能不全患者，脑循环血量减少，再加上心室壁血栓组织极易脱落，导致栓塞而发生脑血管病。

（4）脑动脉硬化：由于血管脆性增加、管腔狭窄导致脑部供血不足。如动脉硬化斑块破裂则形成血栓发生急性脑血管病。据统计，70％的脑血管病患者有动脉硬化。

（5）脾气急躁：这些人个性强，好争辩，易冲动，常使脑血管处于紧张状态，负荷加重。因此，发生脑血管病的危险性比一般人高。

（6）有脑血管病家族史：流行病学调查表明，脑血管病有一定的遗传倾向，故有脑血管病家族史的人比一般人更易发。

（7）吸烟、饮酒：研究认为，烟酒均对脑血管病有损害作用，吸烟饮酒的量越大，发生脑血管病的危险性越高。

41. 何为脑卒中，症状有哪些

（1）脑卒中：又称中风、脑血管意外，通常是指包括脑出血、脑梗死、蛛网膜下隙出血在内的一组引起持续 24 小时以上临床症状的急性疾病。具体定义是指急性起病，迅速出现局限性或弥漫性脑功能缺失征象的脑血管性临床事件。据世界卫生组织（WHO）的统计，该病占老年人死亡原因的第三位；2002 年卫生部统计资料表明，卒中是我国农村和城市人口疾病死亡的第二大原因，是严重危害中、老年人健康的常见病、多发病,具有发病急,病情危重,后遗症严重,致残率高,并发症多的特点。

(2)脑卒中的症状

①常见症状。通常起病急骤,在几分钟至数小时内发展至高峰,也有些病例在 24～48 小时缓慢进行性发病。出血严重的患者在发生头痛、呕吐后,短时间内进入昏迷。较轻微的患者可能在头痛、头晕后,先发生肢体无力,逐渐产生意识障碍。出血量少的患者可能始终意识清醒。50%的患者有头痛症状,绝大多数患者伴有呕吐。癫痫发作者不到 10%。

②患者常有"三偏"症状,即偏瘫、偏身感觉障碍、偏盲。

偏瘫:是指患者半侧随意运动障碍。瘫痪发生在病变的对侧,出现对侧面舌瘫及肢体瘫。

偏身感觉障碍:指患者半侧的痛觉、温度觉和本体觉障碍。感觉中枢对传入的刺激进行综合分析,做出是热、冷,还是痛刺激的判断。如内囊部位受损,则中断了对侧偏身痛、温觉传导,故痛、温觉障碍及本体感觉障碍。

偏盲:一侧内囊受损,则对侧视野偏盲。

③失语。为优势半球大脑皮质言语中枢损害所致。根据损害部位和临床表现不同,分运动性失语、感觉性失语、混合性失语和命名性失语等。运动性失语患者丧失了语言表达能力,不会说话,但能理解别人讲话的意思,可用手势或点头等回答问话;感觉性失语患者听不懂别人讲话的意思,但这种患者由于语言运动中枢完好,所以能够说话,而且说起话来快而流利,但与人对话则所答非所问;混合性失语患者既有运动性失语,又有感觉性失语,自己不会说话,

又不理解别人讲话的内容;命名性失语患者能讲话,也能理解别人的话,能说出物品的性质和用途,却叫不出物品的名称。

42. 脑卒中的类型有哪些

(1)脑卒中的类型:依据脑血管损害性质的不同,卒中一般包括两大类:缺血性卒中和出血性卒中,此外还有混合性卒中。

①缺血性脑卒中。主要包括脑梗死和短暂性脑缺血发作(小卒中),脑梗死又分为脑血栓形成和脑栓死。

脑梗死:指局部脑组织由于血液供应缺乏发生坏死,也称为脑梗塞。

脑血栓形成:指脑动脉血管壁的病变,是在动脉粥样硬化的基础上,发生血流缓慢、血流黏度增高引起动脉管腔明显狭窄或闭塞而引起脑部相应部位梗死。

脑栓死:机体异常物质(脂肪栓子)沿血流循环流入脑动脉或供应脑部的颈动脉,造成血流阻塞或产生梗死。

②出血性脑卒中。主要包括脑出血和蛛网膜下隙出血。

脑出血:指脑实质内出血,80%在大脑半球,20%在脑干或小脑部位。

蛛网膜下隙出血:血液从颅内破裂的动脉或静脉流入蛛网膜下隙。据统计,我国因脑梗死发病的患者约占卒中总患者的 47%～60%,因脑出血发病的患者占卒中总患者的 40%左右。

③混合性脑卒中。是指一个患者的脑内同时发生出血

和缺血两种病变。通常,这样的情况有以下两种。

第一种:脑梗死患者可以因为梗死区域血流再通或抗凝和溶栓治疗而发生出血,造成出血性梗死。这样,患者就同时发生了缺血性和出血性两种类型的卒中。临床观察中如果发现一个脑梗死患者病情稳定后,突然出现头痛、呕吐、病情加重,甚至出现意识障碍,应考虑到梗死后出血的可能。

第二种:蛛网膜下隙出血的患者在发病过程中会发生血管痉挛,造成供应区的缺血和梗死,有些出现在出血后短期内,有些出血后4~20日才出现。表现为出血后或发病数日病情基本稳定后,意识障碍程度再度恶化,出现偏瘫、失语等,是导致症状加重以至死亡的重要原因之一。

(2)脑卒中的原因

①脑卒中发病的危险因素

目前公认脑卒中的四大危险因素是:高血压、动脉硬化、心脏病和糖尿病。

高血压:血压越高,发生脑卒中的概率越大。高血压患者发生脑卒中的概率是血压正常人的6倍,约80%的脑出血患者都是高血压引起的。

血脂增高:血脂增高一方面使得血液黏稠、血流缓慢,供应脑的血液量减少;另一方面可加重动脉硬化的程度。所以,动脉粥样硬化的老年人,在65岁以上发生脑梗死的特别多。

糖尿病:糖尿病常伴动脉硬化,同时血内葡萄糖含量增多也会使血黏度和凝固性增高,易于形成脑血栓。有资料表明,糖尿病患者患脑卒中的年龄要比血糖正常的人提前

10年,发病率比血糖正常的人高2～4倍。

心脏病:脑的血液来自心脏。当发生心肌梗死、心力衰竭时,脑的供血量不足,会引起脑梗死。当风湿性心脏病合并有心房颤动等心律失常时,心房内的栓子脱落进入脑血管,可引起脑血栓。

其他:脑卒中与年龄、生活习惯等也有关系。年龄越大越危险,55岁以后发病率大大增加;吸烟、饮酒等不良生活习惯也会增加卒中的危险。

②诱发脑卒中的因素

气候变化:冬秋季是脑卒中的高发季节。这是因为冬天天气冷、血管收缩、血压容易上升。但夏季中暑、出汗增多也会促发脑卒中。老年人对气候变化的适应能力差,要加强御寒和预防中暑,防止脑卒中的发生。

情绪激动:生气、吵架、恐惧、兴奋都可成为脑卒中的诱因。情绪激动也会使血压突然升高,引起脑卒中。为预防脑卒中,中、老年人要学会自我情绪控制。

过劳或用力过猛:过度疲劳是指工作、生活、学习等过分繁忙劳累;用力过猛包括搬动重物、用力排便及体育锻炼过量等;两者都会引起血压升高,成为脑卒中的诱因。

饮食不节:过饱进餐和进食动物脂肪含量高的食物都可导致血液中的脂质突然增多,因而可导致脑卒中的发生。

用药不当:不慎服用过量降压药,不按时、按量用药或仅凭主观感觉调整用药量者,血压经常大幅度波动,容易诱发各类脑卒中。持续性高血压而症状不明显者,由于血压长期得不到有效控制,也容易发生出血性脑卒中。

43. 脑卒中的并发症有哪些

脑出血或大面积的脑梗死后,常会并发身体其他脏器的疾病。

(1)肺部感染:脑部受损可导致肺和呼吸系统功能紊乱、肺水肿和瘀血;较长时间不翻身,会导致肺部分泌物坠积、呕吐物误吸入气管等。上述情况都会促使肺炎发生,应加强护理,如每2~4小时轻轻变动患者的体位并轻拍背部,使肺部分泌物及时排出。喂食时要特别小心,尽可能防止肺炎发生。

(2)压疮:由于瘫痪后肢体活动受限,骨头隆起部位容易受压,局部皮肤血液循环与营养障碍,故容易发生压疮,好发部位在腰背部、骶尾部、股骨大转子、外踝、足跟处。为避免压疮发生,可帮助患者每两小时更换1次体位;在易发压疮的部位放置气圈、海绵垫等,以保持皮肤干燥;或通过局部按摩促进血液循环改善。

(3)急性消化道出血:多见于发病后1周内,出血主要来自胃部,其次为食管,表现为呕血或黑粪。

(4)脑心综合征:发病后1周内检查心电图,可发现心脏有缺血性改变、心律失常,甚至会发生心肌梗死。

(5)中枢性呼吸困难:昏迷患者多见。呼吸呈快、浅、弱及不规则,或表现为叹气样呼吸、呼吸暂停,是由于脑干呼吸中枢受到影响,说明病情严重。

(6)中枢性呃逆:脑卒中的急、慢性期多见;严重者呈顽固性发作,也是病情严重的征象。

44. 什么是脑出血

脑出血也称脑溢血。顾名思义,脑出血是指脑实质内的血管破裂、血液溢出,称为脑出血。脑出血后,血液在脑内形成凝血块,称为脑血肿,由于脑血肿的占位及压迫,影响脑部血液循环而产生颅压增高和脑水肿,所以绝大多数患者会出现头痛、呕吐、昏迷及偏瘫等症状。脑出血占所有脑卒中患者的 10%～20%,据流行病学调查,每年每 10 万人中约有 24 人首次发生脑出血。脑出血的发生与高血压关系最为密切,部分高血压患者会发生脑出血,而脑出血的患者中约有 95% 患有高血压。此外,少部分脑出血,是由于高血压以外的其他病因所引起的,又称为非高血压性脑出血。因高血压病引起的脑出血,称为原发性脑出血。而由于其他原因导致的脑出血,则称之为继发性脑出血。

45. 低血压的人不会患脑出血吗

在临床上,医生遇到许多血压偏低的患者,往往没有征兆,有时会突发脑出血,这主要是因低血压往往不受重视。一般而言,低血压状态的人,日后脑出血的发生率比血压正常者低,但不是绝对不会出现,脑出血的基础是动脉硬化、动脉瘤等。

任何人的血压都有波动性,低血压也不是一成不变的,也受环境、精神等因素的影响而突然升高。因此,低血压性脑血管病虽不常见,但也不能放松警惕。平时低血压的人要加强锻炼,增强体质。体形消瘦的人要加强营养,平时低血压的人,切勿自行服用影响血压的药物,避免意外事件的发生。

46. 脑血栓和脑栓塞是一种病吗

脑血栓形成和脑栓塞都是缺血性脑血管病,称为脑梗死。对于脑血栓和脑栓塞两种病,人们常常易于混淆,辨别不清。它们虽然都属于缺血性脑卒中,其实又不是一回事。

(1)发病机制:脑血栓形成是由于脑血管的狭窄或闭塞,导致脑组织缺血、坏死而产生偏瘫、失语、感觉障碍等一系列中枢神经症状。而脑栓塞是由于脑血管被血流中所带来的固体、气体、液体等栓子阻塞而引起,虽然发病在脑内,但病根却在脑外。

(2)发病年龄:脑血栓形成多发生在中年以后,起病缓慢,病情常于数十小时或数日内达到高峰,一般在发病前有先兆症状。而脑栓塞多见于40岁以下的青壮年,起病急骤,数秒钟至2~3分钟,症状便全部出现,且多无前驱症状。

(3)起病形式:脑血栓常在安静和睡眠状态下发病,醒来后发现自己活动不利或失语。而脑栓塞发病前常有剧烈运动和情绪激动,往往发病突然。

(4)病史:脑血栓形成多有高血压、动脉硬化、短暂性脑缺血发作、糖尿病等病史。脑栓塞既往病史多种多样,多见于心脏病、术后、外伤等。

(5)症状表现:脑血栓形成以半身不遂和语言不利为主要表现,意识障碍或头痛、呕吐等症状则相对较轻。脑栓塞发病后常有头痛、呕吐、意识障碍、失语、偏瘫等症状,多较重。

47. 什么是脑梗死

脑梗死又称缺血性脑卒中,是指局部脑组织因血液循环障碍,缺血、缺氧而发生的软化坏死。主要是由于供应脑部血液的动脉出现动脉粥样硬化和血栓形成,使管腔狭窄甚至闭塞,导致局灶性急性脑供血不足而发病。也有因异常物体沿血液循环进入脑动脉或供应脑血液循环的颈部动脉,造成血流阻断或血流量突然减少而产生相应支配区域脑组织软化坏死者。前者称为动脉硬化性血栓形成性脑梗死,占此病的 40%～60%,后者称为脑栓塞,占此病的 15%～20.9%。此外,还有一种腔隙性脑梗死,是高血压小动脉硬化引起的脑部动脉深穿支闭塞形成的微梗死,也有学者认为,少数病例可由动脉粥样硬化斑块脱落崩解导致的微栓塞引起,其发病率也相当高,占脑梗死的 20%～30%。脑梗死是脑血管病中最常见的,约占 75%,病死率平均为10.9%～15%,致残率极高,且很容易复发,复发性卒中的死亡率大幅度增加。脑梗死属中医"卒中""类卒中"等范畴。

48. 什么是腔隙性脑梗死

腔隙性脑梗死是一种特殊的脑梗死,多发生在患有高血压和动脉粥样硬化症的患者身上。这种病发病隐匿,病变部位较多,大多位于大脑基底节、内囊、丘脑、脑桥等部位。腔隙性脑梗死发病的症状不太典型,容易被人们忽视。临床上发现,有许多人在发现患有腔隙性脑梗死之前都曾有过短暂性脑缺血发作。此外,研究表明,约有 75％的患者没有病灶性神经损害症状或仅有轻微的注意力不集中、头痛、头晕、记忆力下降或反应迟钝、视物不清的症状,还有的人仅有局部麻木或轻度偏瘫等症状。反复发生腔隙性脑梗死可影响脑功能,导致智力进行性衰退,最终导致脑血管性痴呆。所以,当突然出现头痛、眩晕、记忆力减退、反应迟钝、视物不清、面部发麻等症状,要考虑到很可能是发生了腔隙性脑梗死,应尽早到医院就医,以免延误诊治。

49. 什么是一过性脑缺血

一过性脑缺血发作简称 TIA,也称短暂性脑缺血发作。它是指一过性脑缺血导致供血区的神经功能障碍,每次犯病的时间持续不等,通常是数秒钟、数分钟或数小时等,多在 1 小时内缓解,最长不超过 24 小时,但是可能反复发作。往往因症状来得快、消失也快,恢复后不留任何后遗症而易被人忽视。实际上,TIA 症状虽轻,但后果严重,如不及时治疗,据统计,有 25％～40％患者在 5 年内将产生严重的脑梗死,而威胁患者生命。医学家们常常把它看成是脑血管病的先兆或危险信号。因此,发生 TIA 切不可麻痹大意,掉以轻心,而应积极治疗。

50. 什么是慢性脑供血不足

慢性脑供血不足是指由各种原因导致的大脑出现慢性、广泛的供血不足，从而引发的以脑部缺血、缺氧等一系列脑部功能障碍为临床表现的疾病。慢性脑供血不足属于中医学的"健忘""虚劳""善忘"等范畴，且多以中医的虚证表现出来。中医学认为其病位在脑，与心肝脾肾功能失调关系密切。基本病机是脑髓空虚，气血不足致心神失养。多表现为本虚标实，以心肝脾肾虚为本，痰瘀内生，气血逆乱为标。

51. 房颤与脑卒中有什么关系

房颤是临床上最常见的心律失常之一，是缺血性脑卒中的一项重要独立危险因素。其年发生率随年龄增长而增加，50~59 岁为 1.59%、60~69 岁为 2.8%、70~79 岁为 9.9%、80~89 岁为 23.5%，平均为 4.5%。房颤可使各年龄段脑卒中的危险性增加 4~5 倍。由非瓣膜病性房颤引起的缺血性脑卒中占 15%~20.9%。我国部分地区心房颤动住院病例回顾性调查资料中，房颤患者脑卒中的患病率为 17.59%。因此，对房颤患者，预防缺血性脑卒中的发生尤为重要。

52. 脑卒中与高脂血症有什么关系

血脂是血液中各种脂类物质的总称,其中最重要的是胆固醇和三酰甘油。胆固醇可分为"坏胆固醇"(低密度脂蛋白胆固醇)和"好胆固醇"(高密度脂蛋白胆固醇)。"坏胆固醇"浓度超过正常值后,就会在血管内逐渐形成斑块,阻塞血管,而"好胆固醇"则能减缓斑块的生长速度。无论是"坏胆固醇"含量增高,还是三酰甘油增高,或两者皆高,统称为高脂血症。高脂血症是脑卒中的重要危险因素,因此应该及时控制高脂血症,预防脑卒中的发生。

53. 什么是代谢性脑病

代谢性脑病是指体内生化代谢改变造成脑组织内环境变化,进而导致脑功能紊乱的一组疾病的总称。代谢性脑病易发生于老年人、多脏器衰竭、接受对中枢神经系统有毒性作用的药物治疗及严重营养缺乏的患者,其他危险因素还有感染、中毒、内分泌失调等。

代谢性脑病是一类可治性疾病,早期识别代谢性脑病并给予及时处理对患者预后极其重要。

54. 心脑血管病可以同治吗

心脑血管病是最常见的威胁健康的疾病,动脉粥样硬化是脑梗死和冠心病共同的发病基础,高血压、高血脂、糖尿病、吸烟等是导致动脉硬化的高危因素。

长期的血管内高压及血液的高黏、高凝状态及吸烟造成凝血异常、血管痉挛的血液流变学的改变,极易导致动脉硬化,从而引起全身不同器官不同程度的病变,尤其以心脑血管病最为常见,使冠心病或脑梗死先后发病,并互相影响。

中医学认为,老年人元气亏虚,易于感受外邪,以致气血失和、病理产物壅盛。老年人脾肾两虚、五脏俱虚,是产生疾病的根本。因此,出现的血瘀、痰湿等既是病理产物,又成为重要的致病因素;六淫邪气、情绪刺激、饮食不节等是常见的诱因。可见老年人心脑血管病同时发生具有相关性,对心脑血管病同时同期进行干预治疗,疗效确切。避免情志刺激、注意饮食,合理控制血压、血脂、血糖,养成良好的生活习惯是防止心脑血管病发生的重要因素。而溶栓、抗凝、降纤、降脂、控制血压、血糖等已成为其共同的临床治疗措施。

55. 糖尿病与脑卒中有关系吗

糖尿病患者动脉硬化的发病率较正常人高5～10倍,发生动脉硬化的时间也较正常人早,动脉硬化的程度亦严重,广泛累及大、小动脉,引起肾脏、心脏、脑、下肢、眼底等动脉硬化。糖尿病患者缺血性脑卒中的发生率是一般人的2.8倍。脑卒中已成为糖尿病患者死亡的主要原因。

糖尿病患者由于体内胰岛素分泌不足引起糖、脂肪、蛋白质代谢紊乱,其中以糖代谢紊乱为主,胰岛素不足使体内的葡萄糖转化为脂肪而使葡萄糖的储存减少,大量脂肪被分解为三酰甘油和游离脂肪酸,尤其以胆固醇的增加更为明显,以致造成高脂血症,加速糖尿病患者的动脉硬化。再者,糖尿病患者的血液常呈高凝状态,血小板的聚集功能亢进,黏附性增高,血黏稠度增加,局部血流相对缓慢,容易导致血栓形成,这些都是发生脑卒中的重要因素。

56. 脑卒中的高危因素有哪些

脑卒中的危险因素包括下面几个方面。

(1)高血压:高血压是脑卒中最常见的病因,也是可治疗和预防的危险因素。国内外的研究均证实,治疗高血压可以降低脑卒中的发病率。

(2)心脏病:特别是心房纤颤,也是脑卒中的常见危险因素,积极预防和治疗心脏病可以减低脑卒中的发生。最常见的治疗方法包括口服小剂量阿司匹林和抗凝治疗,都可以有效地预防脑卒中的发生。

(3)糖尿病:不仅可以诱导和加速动脉硬化,还可以通过多个途径使血栓、栓塞的危险性增加。

(4)颈动脉粥样硬化:可以造成颈动脉管腔狭窄,减少脑供血,也易引起微栓子脱落而导致脑梗死。

(5)不良的生活习惯:吸烟、饮酒、高盐摄入、缺乏体育锻炼等都是脑卒中的高危因素。

(6)血脂增高:特别是饱和脂肪酸,容易导致动脉粥样硬化,是脑卒中的重要危险因素。

57. 哪些因素影响脑卒中的预后

根据国内外大量研究资料,影响脑卒中预后的主要危险因素如下:

(1)年龄是影响脑卒中预后的重要因素之一,年龄越大患严重的脑卒中的危险性越大,其预后往往不佳,且死亡率和伤残率较高。

(2)男性脑卒中发病率高于女性,有关性别的研究结果多数认为,男性是脑卒中复发的危险因素。

(3)就诊时间对脑卒中患者神经功能恢复及日常生活功能恢复有显著影响,是影响脑卒中患者预后的重要因素。及时就诊,减少院外延误时间,有利于改善脑卒中的预后。

(4)体温与脑卒中的转归密切相关,体温增高可加重脑卒中的预后。近来有研究发现,体温变化对急性脑卒中预后产生重要影响,体温越高(39℃以上)者,再出血、多脏器功能障碍综合征、医院感染发生率及病死率越高,且生存者预后生活质量降低。

(5)高血压收缩压(SBP)位于 150mmHg 处,预后最好;SBP 每增高或降低 10mmHg,早期病死率分别增加 3.8% 和 17.9%。血压过低导致脑灌注压低,梗死体积扩大而影响预后,而血压过高时脑卒中的早期复发率明显增高,也影响预后。

(6)有研究表明,吸烟者烟草中的尼古丁等有害成分可减低脑血管的舒缩功能,使血压升高、血黏度增加,加速动脉硬化,并刺激血小板聚集和减少脑血流量。

（7）既往高血压、糖尿病、心脏病及多次卒中史均影响脑卒中的预后。

58. 脑梗死和脑出血能同时发生吗

脑梗死分为缺血性和出血性两大类。当脑内同时发生缺血和出血两种病变时称之为混合性脑梗死。混合性脑梗死有两种类型：出血后继发脑梗死和梗死后出血转化，后者又称为出血性梗死。

动脉血栓栓塞性脑梗死和心源性栓塞性脑梗死容易造成出血性脑梗死。出血性脑梗死的发生率为30.9%～40%，多见于脑栓塞和大面积脑梗死，其发生率与梗死面积成正比，梗死面积越大，发生概率越高，梗死面积大于同侧半球1/2的大面积梗死几乎不可避免地都会合并出血。心源性栓塞时出血转化达71%，95%的出血性梗死为心源性卒中。脑栓塞发病3日内自发出血约占20%，1周内占46.9%，2周占38%，3周占15%，绝大多数发生在脑栓塞后2周内。

59. 脑血栓突发时应注意什么

脑血栓是在脑动脉粥样硬化和斑块基础上，在血流缓慢、血压偏低的情况下，血液的有形成分附着在动脉的内膜形成血栓，称之为脑血栓。临床上以偏瘫为主要临床表现。

脑血栓突发时应注意以下几点。

（1）注意情绪变化：患者从正常人突然丧失活动能力及语言能力，以致丧失生活自理及工作能力，在感情上难以承受。所以，常出现抑郁、焦虑等情绪变化，喜怒无常，甚至人格改变。

（2）按时治疗：脑血栓患者应按医生嘱托规律治疗，控制好糖尿病、高血压等动脉硬化的基础病变。

（3）功能康复：发病后如果病情平稳即可开始做肢体的被动运动，即帮助患者瘫痪肢体进行伸屈活动，这对脑血栓患者的康复很重要。

（4）注意病情变化：脑血栓形成的患者起病相对较缓慢，起病时症状较轻，多数不会有意识障碍，要注意及时发现患者微小的病情变化。

（5）偏瘫护理：脑血栓形成的患者多伴肥胖，有些还合并有糖尿病，如果突发脑血栓导致偏瘫，局部神经营养障碍，压迫过久会引起皮肤破溃、形成压疮。要定时翻身拍背，经常换洗衣物、被褥。

（6）饮食调节：有的患者病后出现吞咽困难，这是由于主管吞咽的肌肉瘫痪引起的。主要表现在患者在吃饭，尤其是喝水时出现呛咳，甚至食物从口鼻处喷出。所以，给患者喂饭、喂水要特别小心，防止误吸，如果吞咽困难严重，要考虑下胃管，进行鼻饲喂养。

60. 发生脑卒中后要做哪些检查

（1）CT 平扫：又称普通扫描，是指静脉内不给含碘造影剂的扫描，通常用于初次 CT 检查者。

（2）CT造影扫描：CT造影扫描是先做器官或结构的造影，然后再行扫描的方法。向脑池内注入碘曲仑8～10ral，行脑池造影再行扫描，称之为脑池造影CT扫描，可清楚显示脑池及其中的小肿瘤。

（3）脑血管造影：首先选用右股动脉为入径，在右股动脉置入动脉鞘，在导丝引导下，注入含碘造影剂。造影剂所经过的血管轨迹连续摄片，通过电子计算机辅助成像为脑血管数字减影造影（ISA）。

（4）脑电图检查：脑电图检查是通过仪器，从头皮上将脑部的自发性生物电位加以放大记录而获得的图形。

（5）磁共振成像（MRI）：磁共振成像是利用收集磁共振现象所产生的信号而重建图像的成像技术。适应范围很广，尤其对颅脑、脊椎和脊髓病的图像显示优于CT。

61. 脑血管病做头颅 CT 和磁共振哪种好

CT 是 Computer Tomography 英文字头的缩写，其意是计算机断层扫描，是用计算机控制下的 X 线对人体的体层扫描。它是利用人体组织在 X 线下显现的不同密度进行对比达到诊断目的的。

磁共振成像（MRI）是利用收集磁共振现象所产生的信号而重建图像的成像技术，因此也称自旋体层成像。磁共振适应范围很广，几乎适用于全身各系统的不同疾病，如肿瘤、炎症、创伤、退行性病变及各种先天性疾病的检查，尤其对颅脑、脊椎和脊髓病的图像显示优于 CT。它还有高于

CT 数倍的软组织分辨能力,对软组织病变的鉴别有较高的准确性,敏感地检出组织成分中水含量的变化,因而常比 CT 更有效和更早地发现病变。

MRI 能清楚、全面地显示脑组织的结构、脑室的大小及头颅其他细小结构,是诊断脑血管病的可靠方法。无骨性伪影,能多方面、多参数成像,有高度的软组织分辨能力,不需使用对比剂即可显示血管结构等独特的优点。具有很高的准确性,是医学影像领域中的又一重大发展。

62. 没有症状为什么也会被诊断为脑梗死

有的人平时没有丝毫脑梗死的相应表现,在体检时做了头部 CT 或磁共振检查后,被告知患有脑梗死,但往往没有脑梗死的病史。

如果大脑中较小的血管发生病变阻塞或被较小的血栓堵塞,所产生脑梗死的病灶比较小,对大脑损害的范围也不大。此外,病变多位于脑基底节区、顶叶、额叶、颞叶及小脑等部位,大多不影响运动神经,故没有症状。只有当大脑相应功能部位受到损害时才会出现有关症状。因此,上述的脑梗死,被称作无症状性脑梗死,在 65 岁及以上的老年人群中发病率可高达 30%。

既然发生过脑梗死,就有了进一步发病的基础,以后如果不注意,很有可能再次梗死。如果再发生的梗死部位恰好在有功能的脑部区域,对患者的危害就大了。因此,无症状脑梗死的患者应该进行全面的检查,仔细寻找引起脑梗死的危险因素,并及时进行相应的治疗。

63. 突发脑卒中在家中应做哪些处理

脑卒中患者多数急性起病,在家中或单位患者突然出现偏瘫、失语、昏迷等情况时,不建议盲目使用药物,因为不能知道患者是出血性脑卒中还是缺血性脑卒中,如果家中有血压计可以自行测量血压,但不能盲目给予降压药物治疗,因为缺血性脑卒中的患者急性期降压会造成症状加重,不建议含服硝苯地平(心痛定)、避免血压降得太快,影响脑灌注。

让患者保持镇静,把昏迷患者的头侧向一边,防止呕吐物误吸,如果有条件给患者吸氧,尽快联系"120",送到有急救条件的医院及时诊治,否则会延误溶栓或介入治疗时间。

搬运时要始终保持患者头稍高位,以减少头部充血,减轻颅内压力。运送途中要扶住患者头部,尽量减轻震动。如果患者有呕吐症状,应将头部偏向一侧,避免呕吐物误吸引起窒息。

第二章　心脑血管病的早期征兆

64. 哈欠频频可能是脑卒中征兆吗

在正常情况下,身体健康的人在疲劳时,常打几个哈欠,哈欠的深呼吸作用增加了氧气的吸入,可使人的疲劳暂时减轻。如果是一个接一个地打哈欠,就不正常了,这就可能是有病的征兆了,特别是中老年人高血压、脑动脉硬化者,频频打哈欠,就有可能是脑缺氧、缺血性脑卒中的先兆,应提高警惕。

引起频繁打哈欠的原因主要是大脑缺血、缺氧。临床研究发现,有 70%～80% 的缺血性脑卒中病的患者,在发病前 1 周左右,会因大脑缺血、缺氧而频频出现打哈欠现象。其原因是中老年人,特别是患高血压、脑动脉硬化者,由于动脉粥样硬化,管腔变窄,血管壁弹性降低,致使流向大脑的血液量减少,而大脑对氧气十分敏感,仅占体重 2% 左右的大脑,却消耗全身需氧量的 25% 左右。因此,当大脑缺血、缺氧时,即引起哈欠频频。

脑缺氧特别是呼吸中枢缺氧时,会引起哈欠反射。当脑动脉硬化逐渐加重,管腔愈来愈狭窄,脑缺血、缺氧加重,特别是在缺血性脑卒中发作 5～10 日前,频频打哈欠,可达

80％左右。近年研究发现,脑缺氧特别是呼吸中枢乏氧时,也会引起哈欠反射。当脑动脉硬化逐渐加重,管腔愈来愈窄,脑缺血乏氧加重。所以,千万不要忽略了这一重要的报警信号。短暂性脑缺血发作,严格来说,已是最轻型脑卒中,也已出现了一时性偏瘫或单瘫,只是持续时间短暂,多在24小时内完全恢复。所以,仍把它看作是进展性脑卒中和完全性脑卒中的先兆。专家指出,凡出现上述征兆之一者,都必须及早到医院进行全面检查,必要时再做脑血管造影。明确诊断后,抓紧治疗,遵照医嘱按时服药,则有可能避免脑卒中的发生。

另外,打哈欠还可使胸腔内压力下降,上下腔静脉回流心脏的血量增多,心脏的输出血量增多,脑细胞的供血能力得到改善。但这种改善是暂时的。因此,频频打哈欠常预示缺血性脑卒中可能在近期发生。所以,中老年人尤其是有心脑血管病者,出现无诱因的频繁哈欠,切不可掉以轻心,应及时去医院检查,在医生指导下,对高血压、高血脂等积极进行治疗。

有频频打哈欠的人除积极检查治疗外,还要注意饮食宜清淡,避免高脂饮食,戒烟限酒,注意保持精神乐观,情绪稳定,防止激动,并注意防寒保暖。

65. 自我检查心脏的方法有哪些

心脏藏在胸腔深部,看不见摸不着,当它有病时,总会及时发出呼救信号,而表现为各种症状。只要注意每天对身体进行几分钟的自我检查,及时发现异常表现,就能准确无误地对心脏作出判断。

(1)气短:若感到呼吸时空气不够用或呼吸时费劲儿,有气短的感觉,尤其是在活动或上楼梯、爬坡时更加明显,就要引起重视,因为这种气短的感觉,有时是心脏病最早出现的一个征象。如果在气短感觉的同时,又觉得全身明显疲乏无力,更应引起警惕,因为这可能是心脏功能不全的早期表现。若气短在夜间发作或者不能平卧时,表明肺部瘀血,可能是心力衰竭的早期信号,应赶快到医院进行检查。

(2)胸闷:若突然发生原因不明的胸闷或胸痛时,首先要想到因心肌缺血引起的心绞痛的可能,或者首先要怀疑是不是心肌梗死的先兆。如果同时伴有气短、面色苍白、出冷汗,更应高度注意冠心病的发生。

(3)心慌:如果感到心慌,应怀疑到发生心律失常的可能。可以自己摸摸脉搏,看看持续跳动是否规律。最好及早到医院检查一下心脏。

(4)头晕:心动过缓、心脏传导阻滞、心脏频繁期前收缩等,均可使心脏不能有效地供给脑部血液。造成脑血管供血不足,轻者出现头晕,重者可致眩晕。因此,当您发生头晕、眩晕时也应考虑到心脏病。

另外,有高血压、糖尿病或有心脏病家族史的人更得特别注意。

66. 为什么频繁咬舌要查大脑

对于上了年纪的人来说,因为吃饭或者说话不小心而咬伤了舌头,应该说是在所难免的。俗话说,哪有舌头不碰牙的,何况人老了,牙与舌头都有点儿不听使唤了。可是如果遇到老人经常不经意咬伤舌头的情况,就得格外当心了。

医生从多年对脑血管患者的临床治疗中发现,有些已经出现脑血管前期病变的患者,由于中枢神经已不灵敏,所以当病变发生在大脑左侧时,可能频繁咬破右侧的舌头,而患者的自觉症状仅仅是整天头昏沉沉的。这样的患者,其实已经存在轻微的右侧中枢性面瘫,进一步做 CT 检查,还可能发现患者左侧已出现脑梗死。

很多脑梗死患者发病初期并无明显的半身不遂症状,只是出现一侧口角流涎、咬舌头、精细动作差(如吃饭时总掉筷子)等一些不易被人察觉的轻微症状,大多数患者和家属不能给予高度警惕,因而失去了治疗的最佳时机,导致病情加重。当老人出现一侧肢体活动不便、语言不利、口眼歪斜等典型症状时,才想到去医院治疗,而此时治疗起来就比较棘手,大多会留下后遗症,甚至危及生命。

因此,患者及家属要及时捕捉身体的各种反常现象,哪怕只有蛛丝马迹也要及时诊疗救治,以最大限度为患者争取时间,将疾病的危害降到最低点。

67. 为什么说急性心肌梗死症状多数不典型

急性心肌梗死发病比较突然,是中老年人猝死的主要原因之一。但如能早期发现并送往医院进行"血管再通(如溶栓、介入治疗)"处理,患者就能很快恢复健康。因此,如果患者出现突发的大汗不止、气喘、恶心呕吐、胸骨后烧灼感时,切不可大意,一定要尽快到医院做心电图检查,以明确病情及时治疗。

如果有以下症状一定要小心,这些可能是心肌梗死的表现。

(1)腹痛、恶心等消化道症状:急性心肌梗死表现在消化道方面的症状较多,有腹部胀气、腹痛、恶心、呕吐、腹泻等,常被误认为消化不良、急性胃肠炎。

(2)咳嗽、气喘等呼吸道症状:急性心肌梗死时心肌收缩力下降,心排血量下降,造成肺部瘀血,易并发支气管感染,引发咳嗽、气喘,如原有慢性支气管炎,易误诊为慢支引起的肺心病。有的只有胸闷、憋气等感觉。

(3)意识不清、瘫痪等症状:急性心肌梗死时血排血量急剧下降,脑供血不足,则易发生脑循环障碍,有的表现为突然言语不清、一侧肢体瘫痪、意识不清。

(4)咽炎、牙病、颈椎病、肩周炎、血管性头痛等症状:急性心肌梗死时酸性代谢产物刺激交感神经产生痛觉,痛觉可向颈、胸脊神经支配的任何部位放射。

68. 脑血管疾病的征兆有哪些

脑血管病按其进程,可分为急性脑血管病和慢性脑血管病两种。急性脑血管病包括短暂性脑缺血发作、脑血栓形成、脑栓塞、高血压脑病、脑出血和蛛网膜下隙出血等;慢性脑血管病包括脑动脉硬化、脑血管病性痴呆、脑动脉盗血综合征、多发腔隙性梗死等。我们通常所说的脑血管病,一般是指急性脑血管病。特点是发病急,常危及人的生命,因此也易引起人们的重视。而慢性脑血管病,由于病程长,容易被人们忽视。脑血管疾病有以下征兆。

(1)头痛:大家知道脑血管疾病发生在脑部,所以头痛是脑血管疾病最常见的症状。不同的脑血管疾病引起头痛的特征是不完全一样的。有时利用头痛的特征可以帮助我们鉴别是哪一种脑血管疾病。例如,突发剧烈的头痛是蛛网膜下隙出血的特征性症状之一,头痛常为弥漫性,以枕部为重,并沿颈项向下放射。高血压脑病引起的头痛与血压升高有直接关系,可播散到整个头部,呈持续性剧烈头痛,随着血压得到控制头痛随之可以得到缓解。颅内压增高引起的头痛多为持续性,以前额部明显,并可逐渐加重,咳嗽、打喷嚏或大便用力等引起腹内压增高的因素都可使头痛加剧。所以突发头痛,如果伴有恶心、呕吐、肢体麻木、活动不灵等,则提示脑血管疾病。

(2)视觉障碍:脑血管疾病引起视觉障碍是非常普遍的。常见的视觉障碍包括视野缺损和视幻觉。视野缺损最常见的类型为双眼视野的左侧或右侧同向偏盲,视神经传导通路的任何部位受到损害都可以导致同向性偏盲。认知功能属大脑皮质的高级活动范畴,包括感觉、知觉、记忆、情感、思维及意志等心理活动。当突然发生意识障碍时提示有脑组织损害,应立即到医院就诊。意识障碍按其程度不同,可有以下几种表现。

①嗜睡。是指患者处于深沉的睡眠状态,轻度刺激能被唤醒,停止刺激后又再入睡。唤醒后能回答一些简单的问题或能做出一定的表示动作。

②谵妄。是较嗜睡为深的一种意识障碍。意识呈模糊

状态,伴有错觉、幻觉,对人物、时间、地点的定向力丧失,时有躁动不安、胡言乱语等精神异常表现。

③昏睡。是指患者处于不易唤醒的睡眠状态。给予压迫眼眶或摇动患者等强烈刺激可暂时苏醒,但很快又入睡。答非所问,定向力丧失。

④昏迷。是最严重的一种意识障碍,意识完全丧失,呼唤及强烈的刺激也不能使患者清醒。如果压迫眼眶有反应或刺激角膜有反射存在称为浅昏迷;如果所有反射均消失称为深昏迷。

⑤突然出现失语症和失用症。失语症是指患者对语言符号的表达和理解发生障碍,不能运用语言符号进行有效的表达,也不能理解所接受的语言信息。这是由于病变损伤了大脑半球某些特殊区域所致,是缺血性脑血管疾病常见的临床表现。失用症是指患者在无肌力瘫痪、无平衡失调、无感觉障碍的前提下,在想做有目的性的动作时,不能使肢体去执行那些本来想要做的动作。大多是由于病变损伤了大脑半球某些特殊区域所致。突然出现失语症或失用症应立即到医院就诊。

(3)眩晕:眩晕是一种客观并不存在的主观感觉,如患者躺在床上,却能感觉到周围的物体或自身在旋转、倾斜、升降等。眩晕实际上是一种运动性或位置性幻觉,是由于大脑皮质平衡功能障碍所引起的对空间定向的一种错觉。缺血性脑血管病伴有眩晕症状者,以椎-基底动脉系统病变最常见。眩晕发作的特点常呈突发性视物旋转,多因头位或体位突然变动而诱发,可伴有恶心、呕吐、四肢麻木、无力、躯体左右摇晃等,重者可有意识丧失。如上述表现在数

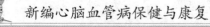

秒至数小时内,最多不超过 24 小时内缓解,不留有明显的神经系统损害体征,属于短暂性脑缺血发作。如持续时间较长,不能自行缓解,且留有神经系统损害体征,可认为有椎-基底动脉堵塞。出血性脑血管病也可引起眩晕,常见于小脑出血和蛛网膜下隙出血。小脑出血常表现为剧烈的眩晕发作,伴有剧烈的头痛和呕吐,重者因伴有意识障碍而掩盖眩晕症状。蛛网膜下隙出血常伴有眩晕发作、恶心、呕吐及脑膜刺激征。经常出现眩晕是脑血管疾病的危险信号,应及时到医院就诊。

(4)晕厥:如果眼前发黑的时间再持续一会儿,就会表现为意识丧失,这就是发生晕厥了。晕厥是指一时性脑供血不足而导致大脑功能障碍引起的短暂性意识丧失,但很快可以恢复。意识丧失时常伴有肌张力松弛而倒地。晕厥虽然是一时性的表现,但是在发生意识障碍的一瞬间可导致严重的摔伤或其他难以预测的后果。那么,应该怎样防止呢?为了便于对晕厥的了解,我们可以将晕厥的发作分为 3 个时期:

①晕厥发作前期。通常在这个时期会感觉到恶心、呕吐、头晕或眩晕、面色苍白、出汗、上腹部不适、肢体无力、站立不稳等。出现上述症状时最好原地就座,在条件允许的前提下最好平躺,这样不仅能防止摔伤,而且可以增加脑部血流量,可有效预防晕厥的恶性发展。

②晕厥发作期。这个时期,患者意识丧失,肌肉完全松弛,常会晕倒于地上。此期发作时间短暂,并可迅速恢复。

③晕厥发作后期。此期意识已经恢复或半恢复。患者可能会伴恶心、呕吐、头晕等症状,宜平躺休息半小时或

更久。

69. 血压急剧升高是高血压脑病的前兆吗

血压急剧升高是高血压脑病最主要的特征。为急性起病,病情迅速进展,数小时或十几小时病情可发展到十分严重的程度。如果感到有头痛、恶心,有条件者应自测血压,如收缩压超过 200 毫米汞柱以上,舒张压超过 120 毫米汞柱以上,或原来已有血压升高的患者血压再度增高,都是发生高血压脑病的危险信号,应立即加服降压药,边降压边立即到医院就诊。否则,一旦发生高血压脑病可出现剧烈头痛、呕吐、口齿不清、肢体活动不灵活、偏身感觉障碍、视力和听力障碍及精神错乱等。部分高血压脑病患者可出现癫痫样惊厥,表现为神志丧失、两眼上翻、口吐白沫、肢体痉挛强直、大小便失禁、舌头咬伤、瞳孔散大、意识丧失。

70. 高脂血症会加速脑血管病的发生吗

血脂主要成分为胆固醇、三酰甘油、磷脂、游离脂肪酸等,血脂含量超过正常就为高脂血症。高脂血症可增加血液黏稠度,动脉内膜脂质沉积,引起并加速脑动脉硬化的发生。高胆固醇血症特别是低密度脂蛋白水平的增加与缺血性脑血管病的发生有关。胆固醇降低和脑出血有关,脂肪中的不饱和脂肪酸对血管有保护作用,而高密度脂蛋白可将血管壁中的胆固醇带到肝脏进行处理,起到减轻脑动脉硬化的作用。

71. 心率总是特别快是病态的表现吗

正常心脏跳动由窦房结发出,我们称为窦性心律,频率在 60～100 次／分。正常人在情绪激动、剧烈运动、喝浓茶等刺激因素作用下,或在一些病理状态(如发热、甲亢等)下均可引起心率增快,当这些发病因素去除后,心率应该恢复到正常范围。即便是窦性心律,如果心率持续增快,长期下去同样可以造成心脏扩大、心力衰竭等,我们称之为心律失常性心肌病。因此,如果心率总是特别快,应该引起足够的重视,最好到医院咨询专科医生。

72. 高血压患者为什么易发生脑出血

高血压病与脑出血关系密切,脑出血的发病是在原有高血压病变基础上,血压进一步骤然升高所致,所以有高血压性脑出血之称。但一般认为,单纯的血压升高,并不足以引起血液外溢出血。正常人脑动脉能耐受 200kPa (1 500mmHg)的压力而不发生血管破裂出血,所以动脉粥样硬化的存在是脑出血的重要病理基础。有 80% 以上的脑出血是由于高血压、动脉硬化引起,因此又有高血压脑动脉硬化性脑出血之称。

一方面,高血压既是动脉粥样硬化的原因之一,又可以加速动脉粥样硬化的过程。硬化的血管壁变脆弱,易于破裂。同时硬化的血管壁弹性变差,易于形成动脉瘤等,是血管破裂的病理基础；另一方面，高血压病的长期慢性血压增高，可导致脑动脉产生一些特殊的病理变化，如形成微小动脉瘤，导致小动脉壁形成夹层动脉瘤等，可在血压骤然升高时破裂出血。

由此可见，高血压病患者潜藏着发生脑出血的两大病理基础，一是脑动脉粥样硬化，二是微动脉瘤、夹层动脉瘤等脑血管特殊病理性变化，一旦血压突然升高，就易发生脑出血。这也说明高血压病是脑出血的最主要原因，脑出血是高血压病的最严重后果或并发症。所以，人们认为高血压病是脑出血的最危险因素。因此，积极有效地防治高血压及高血压病，是预防脑出血的重要措施。

73. 慢性肾病患者易出现脑血管病吗

慢性肾病患者可能由于伴有血小板异常，以及凝血与纤溶活性的改变，常会出现脑血管病，其发病率为 15.3%～23.6%。患者可以出现脑梗死、脑静脉血栓形成，也可并发脑出血，但远比发生脑梗死的概率小。

（1）低纤溶状态：纤溶系统是机体阻止血栓形成的屏障，关键物质是组织型纤溶酶原激活物，可使血凝块中的纤溶酶原生成纤溶酶，催化纤维蛋白水解，使血栓块溶解，阻止血栓形成。而慢性肾病患者血浆中的该物质活性降低，使机体处于低溶性状态，有利于血栓形成。

（2）高脂血症：慢性肾病患者可出现高脂血症，加速动脉粥样硬化的形成，促进脑梗死的发生。

（3）血小板功能障碍：慢性肾病患者血小板呈亢进状

态,集聚性增高,使血栓易于形成。

(4)凝血功能障碍:研究发现,慢性肾病引起的脑血管病患者中,血浆Ⅷ因子相关抗原水平明显升高,提示该病患者的血管内皮细胞受损。

综合以上因素,加之患者存在低蛋白血症,血容量低,使血黏度增加,故易于发生脑梗死。

74. 恶性肿瘤患者也会出现脑血管病吗

脑血管病是恶性肿瘤的常见并发症,仅次于转移性病变,发病率约为14.6%。因肿瘤致死的患者中,出血性肿瘤患者的发病率稍高于脑梗死,分别为56.6%与45.7%。恶性肿瘤并发脑血管病的发病原因有以下几种。

(1)肿瘤直接作用:肿瘤栓子脱落可堵塞血管,栓子还可侵入动脉壁使血管扩张,形成动脉瘤,其破裂可导致脑出血或蛛网膜下隙出血。同时,肿瘤内出血是引起颅内出血的主要原因。

(2)感染:由于肿瘤患者抵抗力下降,加之化疗、放疗,极易出现感染,感染后可导致感染性血管炎、细菌性栓塞,从而发生脑梗死。

(3)血小板和凝血机制改变:研究表明,高凝、弥散性血管内凝血与血小板减少等疾病,很容易发生脑血管病,同时放疗和化疗时可损伤血管壁,使动脉闭塞或血栓形成。

所以,肿瘤导致脑血管病的发生大部分为综合因素所致,既可出现脑梗死,又可发生脑出血。

75. 脑血管病为什么易发生在早晨

　　脑血管病易在早晨发生,主要是因为老年人大动脉顺应性较差,凌晨交感神经激活,儿茶酚胺浓度增高,加之凌晨血小板聚集性增加及纤溶活性增强等变化,均是导致脑血管病急性事件多发的重要原因。另外,凌晨血压升高,加之部分患者早晨血压较高,如未加注意,而剧烈运动、大便用力等,极易出现脑出血。部分患者存在血压波动曲线,凌晨血压偏低,加之血凝增强,可发生脑梗死。因此,有人将此时段称之为"危险时段",需要引起患者及家属的高度重视。

　　人体功能的平衡依靠内、外环境的协调,为了适应外界环境的变化,人体会自动产生一系列神经、体液方面的适应性调节。如季节变化可能影响血压的变化,夏季血压会轻度降低,而冬季血压会明显升高,就会对脑血管病的发生产生一定的影响。一般来讲,每年12月份至次年3～4月份,为脑血管病的高发期,这说明寒冷是一个非特异性刺激因素,它导致人体神经功能紊乱,为脑血管病变发生创造条件。寒冷气候为什么会引起脑血管病的发生呢?这是因为:

　　(1)低温可使体表血管弹性降低,外周阻力增加,血压升高,进而导致脑血管破裂出血。

　　(2)寒冷的刺激还可使交感神经兴奋,肾上腺皮质激素分泌增多,从而使小动脉痉挛收缩,增加外周阻力,使血压升高,导致脑出血。

　　(3)寒冷还可使血液中的纤维蛋白原的含量增加,血液黏稠度增高,促使血液凝固,因而使脑血栓形成。

因此,对于有脑血管危险因素的人群来说,在冬季注意保暖对预防卒中是很重要的。

76. 下肢肿胀可能是静脉栓塞吗

下肢肿胀、脚痛是临床上的常见症状,以往由于人们对其缺乏正确的认识,往往不能得到及时、正确的诊断和治疗。而近几年来,医学界逐渐认识到突发的单侧下肢肿胀、疼痛极有可能是下肢深静脉血栓的临床表现之一。这种情况如果不能得到及时有效的诊断和治疗,相当一部分患者会发生致命性的肺动脉栓塞并发症。

下肢肿胀疼痛可能是下肢静脉血栓的最早期症状,但是遗憾的是,以往由于人们对其缺乏正确的认识,根本不知道自己患了病,也不知道该不该去看医生,更不知道要看什么科,以至于很多患者都是到了双腿溃烂时才到医院就诊,但此时已错过了最佳治疗时机。

下肢静脉栓塞多发于有肥胖、高胆固醇及糖尿病和肿瘤的患者,这种情况如果不能得到及时有效的诊断和治疗,部分患者的血栓可以随着血流跑到肺部血管,造成肺动脉血管堵塞,即肺栓塞,可以导致猝死。

深静脉血栓是指静脉血液在某些因素的作用下凝固了,形成血块后堵住了血管,使血流不通畅。下肢深静脉主要功能是将下肢的血运回到心脏,一旦形成血栓,就会堵塞血管;如果栓子脱落,一旦堵塞了肺动脉就形成了肺栓塞,严重者甚至会导致猝死。下肢深静脉血栓形成的原因包括:①血液高凝状态。如创伤、大手术、分娩、肿瘤、服用某些药物等会增加血栓形成的机会。②血液流动缓慢。如久坐,这是因为下肢静脉血液需要肌肉的收缩减少,使得静脉血液流速减缓。所以,久坐办公室的白领人群及经常长时间坐飞机、火车出差的人应格外引起注意。

这些年,随着人们对其警惕性的提高,该病的检出率有了明显提高。据统计,近两年来,仅北京同仁医院每年就会接诊几十例下肢肿胀而引发肺栓塞的患者。

因此,如果发现自己出现以下几种情况之一,应及时到医院检查,排除下肢深静脉血栓:①突发的单侧下肢肿胀、疼痛。②小腿局部有硬块,压痛。③短时间内小腿足踝区皮肤颜色变深。④小腿水肿,晨轻晚重。⑤小腿溃疡不易愈合。⑥近期发生的活动后胸闷气短,尤其是发生在乘交通工具长途旅行、长时间卧床、下肢外伤后等情况时更要提高警惕。

因此,遇到下肢肿胀等情况时,切不可掉以轻心。有人认为按摩能消肿,实际上如果是因为静脉血栓引起的脚肿,按摩不仅无法消肿,反而会让血栓松动,引起肺动脉栓塞。另外,要防止长时间肢体不活动,乘飞机、火车时也要注意活动下肢。

77. 贫血易引起心血管疾病吗

贫血和心血管疾病都是老年人的常见病,但人们对它们的态度却截然不同:一旦出现心血管疾病,很多人就提心吊胆,赶紧治疗;而出现贫血,很多人却不以为然,最多也就是吃吃补药。殊不知,贫血很可能就是让他们害怕的心血管疾病的"引子"。

有很多老年人就是因为出现贫血时没有及时治疗,导致了心绞痛、心律失常的发生。这是因为发生贫血后,血液中红细胞数量及血红蛋白含量明显减少,红细胞携氧能力大幅度下降,引起全身组织器官缺氧,大大加重了心脏的负担。同时,贫血也使心脏自身的供血下降,进一步导致心脏缺氧。对于本身已有冠心病、冠状动脉硬化的老年人,影响更大。如果贫血进一步发展,心脏负担的加重就会形成恶性循环,随时可能促发心绞痛、心律失常,严重时会引起心力衰竭,甚至猝死。

78. 耳朵聋了需要检查血脂吗

常听老人说:"人老了,耳朵也聋了。"当老人出现听力减退时,不要以为这一定是人衰老的自然规律,更不能听之任之而放弃治疗,耳聋也可能是高血脂造成的,当出现听力减退时,要去检查血脂。

有高脂血症的老人发生耳聋的概率要比血脂正常的老人高出 20%。这是因为高血脂会损害内耳神经和血管。一方面,高血脂可引起内耳脂质沉积、过氧化脂质增加。过氧化脂质会对内耳神经造成损害,直接导致内耳细胞损伤、血管萎缩,从而引起老年性耳聋。另一方面,高脂血症患者血液黏滞度增加、血小板聚集性增强,易发生动脉粥样硬化,使血流缓慢、供血不足,这些因素都可引起内耳微循环灌流障碍,进而影响内耳听力。

虽然高血脂导致的耳聋和衰老导致的耳聋在症状上没有区别，但当老人出现听力减退、耳鸣等耳聋的前期症状时，都要及时去医院检查血脂。如果检查后确诊是高血脂导致的听力障碍，应积极进行降脂治疗。在合理治疗后，如果血脂控制得好，可有效延缓听力减退。

此外，生活和饮食的调节也可以有效改善耳聋症状。不吃高脂的食物，同时多吃芹菜、莴笋、苦瓜、洋葱等对降低血脂大有裨益，核桃、松子、榛子等食物对改善听力也有一定帮助；养成良好的生活习惯，戒烟限酒，平时多运动；当外耳道不适时，尽量不要用硬的东西掏耳朵，以避免诱发感染。

定期检查血脂非常重要，但血脂检查易受许多因素的影响，到医院检验前务必注意下面的几种情况，这样才能保证检验结果的准确无误。

（1）采血前一天晚 10 时开始禁食，次日早上 9～10 时采取静脉血，即空腹 12 小时以上晨间取血。

（2）取血前 24 小时不饮酒，不做剧烈运动。

（3）取血前应有两周时间保持平时的饮食习惯，若大吃大喝或有意素食，则所测得的结果不标准。

（4）应在生理和病理比较稳定的情况下检查，如近期内无急性病、外伤、手术等，感染、急性心肌梗死、妇女月经期、妊娠、应激状态、创伤均可影响检测含量，应尽量避免。

（5）不要服用某些药物时检查，如避孕药、β受体阻滞药（如普萘洛尔）、噻嗪类利尿药、激素类药物等，可影响血脂水平，导致检验的误差。

79. 心慌可能是心脏病的信号

心慌是心脏病患者常见的症状,有些心脏病患者对心慌不太在意,殊不知,心慌很多时候是心脏在呼救,其中暗藏着重要杀机。

客观地说,一些有心慌症状的患者存在的心慌,既非心脏病所致,也与心脏病没有任何直接关系,但后来却慢慢地与心脏病结缘了,好像是"嫁"给了心脏病。在贫血、甲亢等情况下心跳加快、出现"心慌"的患者,原本他们的心脏可以没有什么疾病,但如果贫血、甲亢等病因长时间没有消除,那么贫血、甲亢引起的心慌就会"嫁祸"于心脏,使心脏生病。那就是在心脏负担不断加重,超过它的代偿能力的情况下,出现心功能不全。这样,一个原本与心脏病无关的心慌就与心脏病亲密结缘了。

80. 冠心病危险在腿上可发现什么

"人老腿先老",但许多"腿老"即腿痛的人在骨科或是风湿科却查不出毛病。许多人腿痛的原因是由下肢动脉硬化造成的。尽管在我国 65 岁以上的人中,大概有 20% 也即 5 个人中就有 1 人发生下肢动脉硬化,但出现跛行或类似心绞痛症状的人只占一小部分,大部分人都没有症状。事实上,在下肢动脉硬化的患者中,约有 75% 的患者最后死于心肌梗死、脑梗死这类心脑血管病。

由此可见,没有症状不等于没有风险。对此,有效地预防措施就是对动脉狭窄程度及硬化程度进行早期检测,即利用检测踝臂指数(ABI)及脉搏波传导速度(PWV)指数来测出血管病变程度。

在手臂上进行血压测量是传统的方法,而 ABI 是下肢血压与上肢血压的比值,它不仅要求测量手臂的血压,还要测量腿部的血压。ABI 反映的是动脉血管狭窄及硬化的情况,ABI 异常的人,需要采取降压、降脂等与冠心病相同的预防措施。PWV 数值则是心脏动脉、脑动脉这类大动脉硬化程度的指标。检测 ABI 和 PWV 是通过特定的"动脉硬化测定仪"来进行的,该检测方法具有检测速度快、无创伤、操作简便、准确灵敏等特点,可以取代导管创伤性的检测。冠心病、脑卒中、糖尿病、高血压、代谢综合征和高脂血症患者和具有多种冠心病危险因素的人群,都应该常规进行动脉硬化早期检测。

81. 冠心病自我诊断的方法有哪些

在日常生活中,如果出现以下情况中的一种或几种,那么就需要慎之又慎,应及早就医,以免延误病情。

(1)停止体力活动 10 分钟,还无法开始恢复正常的状态。

(2)在做了一种剧烈运动后,心脏剧烈跳动持续 10 分钟。

(3)做了一种剧烈的运动后,一整天都有疲倦感。

(4)白天活动剧烈,晚上无法安眠。

(5)停止某种体力活动,仍然感到呼吸急促达 10～15 分钟之久。

有的人一做运动就气喘吁吁；晚上睡觉躺不平，躺平了就容易憋醒。对于夜尿多，特别是同时伴有呼吸困难的患者，一定要及时去医院检查。确诊慢性心力衰竭并不困难，只要去医院做一个心脏彩超一般就能确诊。只要早发现、早治疗，延缓慢性心力衰竭发展到中晚期，就能显著减少慢性心力衰竭引起的猝死。

82. 为什么说腿老抽筋要当心

如果老年人经常出现严重的腿抽筋，应该去医院做外周血管检查。外周血管和冠状动脉一样也会产生动脉粥样硬化，使血管发生狭窄和闭塞。常见危险因素为吸烟、糖尿病、高血压、高脂血症、阳性家族史及衰老等。在年龄大于65岁人群中，外周血管疾病发生率大于20%。

由于老人随着年纪的增长，钙质吸收能力减弱及钙质流失，会出现骨质疏松，补钙是很必要的。但老年人因血管发生动脉硬化、循环不好引发的抽筋，还要选用适当的药物治疗动脉粥样硬化，改善血液循环，如在医生指导下进行降压治疗、降脂治疗、服用阿司匹林等。

另外，要注意的是，有的老年人除了腿抽筋，还伴有走路无力、腿部疼痛的症状，他们在就诊时也往往被当作腰腿痛或者缺钙来治疗。事实上，这部分老年人可能患有下肢部分动脉完全或不完全闭塞的下肢动脉硬化闭塞症。如果盲目补钙，可能使外周血管狭窄加重，导致外周器官营养缺乏，严重时会发生坏疽、肢端发黑等。因此，老年人出现以上情况时,一定要尽快到专门的外周血管科或血管科检查诊断。

83. 为什么走路没劲儿要查查血管

很多患者把外周血管病引起的腿部症状当成是老年慢性病,不着急慢慢地治疗,结果在错误的路上越走越远,最终延误诊治良机。间歇性跛行轻微时不会致残,但如果血流严重受阻导致氧和营养供应不足,严重时会发生坏疽、趾端发黑。在临床上,有的患者发现趾端发黑或者腿部发紫才来就诊,但此时缺血严重处已经发生了细胞损伤和死亡,有些甚至到了截肢的地步。

关节病和神经病变引起的腿痛和外周血管病变引起的腿痛是可以区分开的。前者引起的腿痛是持续性的,而后者是间歇性跛行和疼痛,如行走几分钟后出现小腿、臀部、髋部或足弓疼痛、发紧、僵硬或沉重,但休息几分钟后又能恢复行走,反反复复。

除了腿部症状,患外周血管病的老年人的上肢也会发生动脉阻塞,出现患肢无力、发凉、无脉或脉弱。如果上肢的上游供血动脉严重狭窄,还会通过一定的机制,发生“盗血现象”,就是说患肢活动时,本来供给大脑的部分血液被缺血的动脉“偷走”,以供给缺血的患肢,结果导致头晕,甚至脑卒中。

因此,老年人出现以上情况时,一定要尽快到专门的外周血管科或血管科检查诊断。

84. 出现哪些表现要考虑脑卒中

（1）头晕，特别是突然感到眩晕。

（2）肢体麻木，突然感到一侧面部或手脚麻木，有的为舌麻、唇麻。

（3）暂时性吐字不清或讲话不灵。

（4）一侧或某一侧肢体不自主地抽动，肢体无力或活动不灵。

（5）与平时不同的头痛。

（6）不明原因突然跌倒或晕倒。

（7）短暂意识丧失或个性和智力的突然变化。

（8）全身明显乏力，肢体软弱无力。

（9）恶心呕吐或血压波动。

（10）整天昏昏欲睡，处于嗜睡状态，双眼突感一时看不清眼前出现的事物。

85. 为什么清晨容易发生脑卒中

我们常会遇到这样的事，清晨一觉醒来，出现了一侧肢体麻木无力，甚至完全偏瘫、不会说话等症状。送到医院检查，医生确诊为急性脑梗死。这是为什么呢？目前认为，这与机体的动脉血压、血浆中儿茶酚胺及纤维蛋白原活性等昼夜变化有关。

（1）血压和心率的生物钟现象：研究表明，人们在早晨起床以后，6时左右血压开始逐渐升高，心率也逐渐加快，到上午 10 时达到最高峰。此时如果有剧烈活动,最易发生意外。

（2）血小板的血液凝固作用增强：研究发现,人体在早晨 2～6 时血液中血小板的聚集力、儿茶酚胺、纤维蛋白原活性增强,血细胞比容及黏度均相对增高,从而导致血液凝固性增强,使发生脑梗死的机会增多。

（3）丢失水分过多：经过一夜睡眠,不吃不喝,没有补充水分,人体内原有的水分随呼吸道、皮肤和排便等丢失,这就使机体的水分代谢入不敷出,使全身的组织器官以致细胞都处于一种失水状态。因为水分的丢失,血管内的血液也变得黏稠,因此易发生脑梗死。

86. 为什么说冬季是脑卒中的高发季节

气候变化可以影响脑血管病的发生。研究表明,脑血管意外多发生在寒冷的冬季,特别是在温差大的地方脑意外发病率更高。如果生理功能减弱,对外界环境变化的适应性和抵抗力降低,冬季的低温可引起血压骤然波动,可加速脑血管意外的发生。这主要是因为冬季出汗少、血容量高,血压容易升高。寒冷可以使交感神经兴奋,促进血管收缩,引起血压升高,导致脑出血。寒冷可以使血液中纤维蛋白原增加,血黏度增加,促进栓子形成脑梗死。因此,在冬季要加强对脑血管病的预防。

87. 脑卒中后遗症有哪些

一般脑卒中 6 个月后,症状恢复不明显,则进入后遗症期。常见如下脑卒中后遗症。

(1)偏瘫:俗称半身不遂,它是急性脑卒中的症状,表现为一侧上下肢、舌肌和面肌的活动障碍。

(2)失语:主要表现为患者对语言的理解和表达能力的下降。

(3)麻木:表现为患者肢体的末端或偏瘫侧的面部皮肤有针刺感或蚂蚁爬感。

(4)中枢性瘫痪:表现为腱反射亢进,肌肉僵硬,以痉挛为主。

(5)周围性瘫痪:表现为腱反射减弱,肌张力下降,以肌肉萎缩为主。

(6)嘴歪眼斜:表现为鼻唇沟变浅,口角下垂,鼓腮时口角歪向健侧流口水。

(7)失用:指患者不能准确完成有目的的动作。

总之,脑卒中后遗症的轻重,因患者的病情而异,所以不同脑卒中患者后遗症有不同。

88. 血压正常还会得脑卒中吗

许多人说自己血压不高,肯定不会脑卒中,平时不注意生活方式。还有一些患者对脑卒中后很不理解,认为自己血压正常怎么还会发生脑卒中呢? 其实这些想法是不对的。

高血压虽然是脑卒中发作的一个重要因素,但绝不是唯一因素,还有其他因素可导致脑卒中的发生,如脑血管畸形、血管瘤的形成等。血压正常者发生的脑卒中以缺血性脑卒中多见。血压正常者常因血脂高引起脑动脉硬化、斑块形成,最终导致缺血梗死。因此,长期高血脂的肥胖者、有脑卒中家族史者及糖尿病患者,虽然血压不高,却存在着脑血管动脉硬化等病理因素,一旦脑血管堵塞超过75%,极有可能发生脑卒中。

89. 脑卒中偏瘫的先兆有哪些

脑卒中偏瘫的先兆征象表现多种多样,及时对脑卒中先兆有所发现,有所警觉,可以及早治疗,防止危险的发生。

(1)头晕、头胀、记忆力减退、失眠,特别是长期心脑供血不足。

(2)头痛,与平日不同的头痛即头痛突然加重或由间断性头痛变为持续性剧烈头痛。

(3)肢体麻木,突然感到一侧脸部或手脚麻木,常为舌麻、唇麻或一侧上下肢发麻。

(4)突然一侧肢体无力或活动不灵活,时发时停。

(5)暂时的吐字不清或讲话不灵活。

(6)突然出现原因不明的跌跤或晕倒。

(7)精神改变、短暂的意识丧失、个性的突然改变和短暂的判断或智力障碍。

(8)出现嗜睡状态,即整天昏昏欲睡。

(9)突然出现一时性视物不清或自觉眼前一片黑矇,甚至一时性突然失明。

(10)恶心、呕吐或呃逆,或血压波动并伴有头晕、眼花、耳鸣。

(11)一侧或某一肢体不由自主地抽动。

(12)鼻出血,特别是频繁性鼻出血。

特别值得说明的是,上面这些先兆征象不是脑卒中的特异性征象,还有很多其他疾病也可出现类似症状。因此,在出现这些症状时,要及时请医生给予正确的诊断和治疗,千万不能大意。

第三章　心脑血管病的早期防护

90. 冠心病可以预防吗

冠心病预防要从生活做起。

（1）起居有常：早睡早起，避免熬夜工作，临睡前不看紧张的小说和电视。

（2）身心愉快：忌暴怒、惊恐、过度思虑以及过喜。

（3）控制饮食：饮食要清淡、易消化，少食油腻、甜食类。要食用足够的蔬菜和水果，少食多餐，晚餐要少，不宜喝浓茶、咖啡。

（4）戒烟：吸烟是造成心肌梗死、脑卒中的重要因素，要绝对戒烟。

（5）劳逸结合：避免过重体力劳动或突然用力，饱餐后不宜运动。

（6）体育锻炼：运动应根据各人自身的身体条件、兴趣爱好进行选择，如打揉力球、乒乓球，做健身操等。要量力而行，使全身气血通畅，减轻心脏负担。

91. 如何预防心肌梗死

急性心肌梗死是冠心病的严重类型,对于冠心病患者要尽力预防心肌梗死的发生。

(1)控制各种危险因素:因为心肌梗死是由冠心病发展而来的,所以,要控制血压、血糖、血脂等各种危险因素。同时,避免各种诱发因素,如情绪激动、劳累等。再者心肌梗死患者要放松精神,愉快生活,对任何事情要能泰然处之。此外,还要注意经常复查心电图,必要时可行冠状动脉造影检查。

(2)服用药物:常用预防药物有 3 类,有预防血栓的、预防管腔进一步狭窄的和扩张血管的药物。其中预防血栓的常用药物有阿司匹林,预防管腔进一步狭窄的常用药物就是他汀类降脂药,扩张血管类药物常用的有硝酸酯类药物。

(3)改善生活方式:控制体重,在饮食上注意低盐低脂,合理安排膳食,多吃蔬菜水果,减少肉类的摄入量,以降低总脂肪、饱和脂肪酸和胆固醇的摄入,体重超重者要限制总热能。冠心病患者还应该戒烟,因为吸烟是急性心肌梗死的高危因素,也是全身动脉粥样硬化的危险因素。

此外,适当的体力活动和锻炼也可以增强体质,有效地预防心肌梗死的发生。补充维生素 C 和微量元素,以加强血管的弹性、防止出血;微量元素碘可减少胆固醇酯和钙盐在血管壁的沉积,阻碍动脉粥样硬化病变的形成;镁可提高心肌兴奋性,有利于抑制心律失常。

(4)注意气候变化:遇到气候变化应当保温防止受凉,

特别是季节交替、天气变化大的时节,适当加服硝酸酯类药物进行保护。

92. 什么是冠心病的一级预防

冠心病的一级预防是指对于没有发生冠心病的人群,积极干预冠心病的危险因素,防止动脉粥样硬化的发生和发展,以预防冠心病的发生。目前公认的冠心病的危险因素有高血压、高血脂、糖尿病、吸烟、超重、缺乏体力活动、绝经后女性、冠心病家族史,等等。其中高血压、糖尿病、高血脂、吸烟是冠心病最重要的 4 个危险因素。故一级预防就是针对这些危险因素的预防做起。要做到远离烟草,控制体重,控制血压,控制血脂,控制血糖,适当运动,情绪稳定。

93. 什么是冠心病的二级预防

所谓二级预防,指在有明确冠心病的患者(包括支架术后和旁路移植术后),进行药物和非药物干预来延缓或阻止动脉硬化的进展。比较公认的是 ABCDE 方案。

(1)阿司匹林、血管紧张素转化酶抑制药或血管紧张素Ⅱ受体拮抗药:阿司匹林主要是抗血小板凝集和释放,预防血栓形成,每日口服肠溶阿司匹林 75～100 毫克,能够防止冠心病的复发。

(2)β受体阻滞药、血压控制、体重指数降低:对冠心病患者使用β受体阻滞药,可缓解心绞痛症状、预防心肌梗死发生、防治心律失常及预防猝死发生。高血压可加快、加重动脉硬化发展的速度和程度,血压越高发生冠心病或冠心病的复发机会越大,有效降压治疗可预防心脑血管病的发作。使 BMI 维持在 18.5～25 千克/米^2,腰围<90 厘米。

(3)戒烟、降胆固醇、中药:高血脂不仅使血液黏稠,血流缓慢,使心肌供血量减少,还损伤血管内皮,沉积在血管壁形成粥样硬化斑块,直接导致心脑血管病的发生和发展;香烟中的尼古丁吸入人体内,能刺激自主神经,使血管痉挛、心跳加快,血压升高,血中胆固醇增加,从而加速动脉硬化;中医药预防冠心病包括具有传统医药特色的活血化瘀类中药和中成药,具有降血脂、降血黏度、改善微循环、抗氧化、抗细胞凋亡、改善内皮功能等作用。

(4)控制糖尿病、合理饮食、复合维生素:糖尿病是冠心病的等危症,血液中葡萄糖含量增多会使血黏度和凝固性增高,利于冠心病形成。平时应多吃粗粮、坚果等食物,多吃蔬菜、香蕉、薯类和纤维素多的食物,每天吃奶类、豆类或其制品,适量吃鱼、禽、蛋、瘦肉,少吃肥肉等。饮食要清淡,把食盐控制在每日 6 克以内。复合维生素主要包括 B 族维生素,如维生素 B_1、维生素 B_2、维生素 B_6、维生素 B_{12} 和叶酸等。最新 2010 年《中国高血压防治指南》指出,高同型半胱氨酸血症易造成动脉粥样硬化,在高血压、冠心病的发病中起重要作用。而补充维生素 B_6、维生素 B_{12} 和叶酸等维生素,可通过不同途径调节同型半胱氨酸的代谢,从而有效预防冠心病。

(5)适度锻炼、健康教育、情绪稳定:通过网络宣传、免费赠阅实用读物、定期康复指导等方式,加强冠心病、动脉硬化、高血压预防知识的普及。

积极干预危险因素,使患者主动配合药物治疗,同时保持乐观、稳定的情绪与心态也是预防冠心病的重要因素。

94. 什么是冠心病的三级预防

冠心病的三级预防是指对已发生心肌梗死的患者,采取积极有效的治疗措施,防止并发症的发生,以期提高患者的生存质量并降低病死率。

冠心病的三级预防包括院内治疗和康复治疗。院内治疗:休息、吸氧、药物治疗、介入治疗,等等;康复治疗:合理饮食、适当运动、家庭护理、控制糖尿病、戒烟等。世界卫生组织推荐健康的生活方式为合理膳食、适量运动、戒烟限酒、心理平衡。它们贯穿于冠心病一级、二级、三级预防的始终。

95. 如何预防冠心病猝死

猝死是指在 6 小时内发生的突然死亡,特指是由患者自身疾病引起,不是死于事故。其中发病 1 小时以内死亡的患者,大多数为心源性猝死,应积极预防。

(1)预防冠心病的发生,及时处理危险因素,加强冠心病的宣传教育,严格遵循冠心病的一级、二级、三级预防。

(2)及早发现冠心病,不要等有了症状再去查,平时注意体检。

(3)积极治疗冠心病,除了药物治疗外,严重者给予冠状动脉介入治疗或手术治疗。

(4)预防冠心病猝死的诱发因素,避免过度劳累和激动,避免暴饮暴食,避免过度受凉,避免吸烟及酗酒。

(5)及时处理猝死前兆,如曾有室颤发作者、有阵发性室速、心绞痛时有室早、急性心肌梗死6个月内发生频发室早或不稳定心绞痛者。对于这些患者应给予药物治疗或置入心脏复律除颤器(ICD)。

96. 怎样预防心律失常的发生

心律失常是指心律起源部位和心律频率与节律不一致,它常见于各种器质性心脏病中,给患者带来的危害相当大,严重时可以引起其他疾病的发生。在日常的生活中我们要预防心律失常的发生就要做到以下几点。

(1)稳定的情绪:保持平和稳定的情绪,精神放松,不过度紧张。精神因素中尤其紧张的情绪易诱发心律失常。所以,患者要以平和的心态去对待,避免过喜、过悲、过怒,不计较小事,遇事自己能宽慰自己,不看紧张刺激的电视、球赛等。

(2)预防诱发因素:一旦确诊后患者往往高度紧张、焦虑、忧郁、严重关注、频频求医,迫切要求用药控制心律失常而完全忽略病因、诱因的防治,常造成喧宾夺主。常见的诱因有吸烟、酗酒、过劳、紧张、激动、暴饮暴食、消化不良、感冒发烧、摄入盐过多发生等。患者可结合以往发病的实际情况,根据病情总结经验,避免可能发生的诱因。

(3)自我监测:在心律失常不易被抓到时,患者自己最能发现问题。有些心律失常常有先兆症状,若能及时发现和采取措施,可减少甚至避免再发心律失常。心房纤颤的患者往往有先兆征象,如心悸感,此时及早休息并口服地西泮可防患于未然。

有些患者对自己的心律失常治疗摸索出一套自行控制的方法,当发生时用以往的经验能控制心律失常。如阵发性室上性心动过速患者,发作后做深呼吸动作,可以起到减慢心率的作用,也能马上转复。

(4)生活要规律:养成按时作息的习惯,保证睡眠。运动要适量,量力而行,不勉强运动或运动过量,不做剧烈及竞赛性活动。洗澡水不要太热,洗澡时间不宜过长。养成定时排便习惯,保持大便通畅,饮食要定时定量。节制性生活,不饮浓茶、不吸烟。注意增减衣服,避免着凉,预防感冒。不从事紧张的工作。

(5)定期检查身体:定期复查心电图、血电解质、肝功能、甲状腺功能等。抗心律失常药可影响电解质及脏器功能,用药后应定期复诊及观察用药效果和调整用药剂量。

(6)合理用药:心律失常治疗中强调用药个体化,而有些患者往往愿意接受病友的建议而自行改药、改剂量。其实这样做是很危险的。患者必须按医生要求服药,并注意观察用药后的反应。有些抗心律失常药有时能导致心律失常,所以应尽量少用药,做到合理配伍。

97. 中医是如何治疗心律失常的

中药治疗心律失常时不良反应少,安全度较大,但作用发挥也较缓慢,多需长期使用,才会逐渐显出效果。早在两千多年前,中医就对心律失常有所描述,称之为"怔忡""心悸""晕厥"等。多因气血不足、心阳不振、阴虚火旺、心血瘀阻、痰饮内停,以及精神因素所致。治以补气血、温心阳、滋阴清火或活血化瘀、理气化痰的法则。虚证则补中益气,养心安神,实证则化痰涤饮,活血化瘀。总之,辨证论治是心律失常中医治疗取得确切疗效的关键,因此治疗需辨证论治、审因论治。

98. 治疗心律失常的中成药有哪些

如果患者仅有心悸、胸闷、乏力不适、心电图正常或有轻度 ST-T 改变、轻度心肌缺血、轻度心律失常等情况时,以调养善后为主。此时可以根据不同的情况选用适宜的中成药治疗。

(1)归脾丸:益气补血,健脾养心。临床应用于因思虑过度,劳心伤脾所致的体倦少食、心悸怔忡、睡眠不佳者。

(2)天王补心丹:滋阴养血,补心安神。临床应用于阴虚而见虚烦少寐、心悸神疲、大便干结、舌红苔少、脉细数者。

(3)柏子养心丸:养心安神,补肾滋阴。临床应用于营血不足所引起的心悸怔忡持续不断、夜寐多梦、健忘盗汗者。

(4)生脉饮:益气生津,敛阴止汗。临床应用于气阴两虚而见心悸、乏力、少气、自汗、口干、苔少、脉细者。

(5)补中益气丸:补中益气,升阳举陷。临床应用于心悸、乏力少气、食少者。

(6)稳心颗粒:益气养阴,定悸复脉,活血化瘀。临床应用于气阴两虚兼心脉瘀阻所致心悸不宁、气短乏力、头晕心烦、胸闷胸痛的患者。

（7）参松养心胶囊：益气养阴，活血通络，清心安神。临床应用于治疗气阴两虚、心络瘀阻者。

（8）心宝丸：温补心肾，益气助阳，活血通脉。临床上主要应用于心肾阳虚、心脉瘀阻引起的心动过缓、病窦综合征的患者。

99. 风心病患者如何进行预防和保健

本病的预防，首先应着重预防风湿热的发生，使心脏瓣膜病根本无发病的基础。一旦心脏瓣膜损害形成，仍应积极控制并预防风湿活动，控制症状，改善心功能。

（1）防治链球菌感染：要注意居住卫生，对急性扁桃体炎、咽炎、中耳炎和淋巴结炎等急性链球菌感染，应予积极彻底治疗，以避免风湿热的发作。

（2）平稳情绪：不少风心病患者精神紧张，情绪激动时，会突然发作快速房颤，增加心脏负担，造成心力衰竭。因此患者要宽心平气，淡泊宁神。

（3）劳逸结合：适当的体力劳动和运动可增加心脏的代偿能力，没有出现呼吸困难等症状的患者，可以照常工作和生活，但是要避免重体力劳动和剧烈的运动项目。休息可以减轻心脏的负担，这是防治本病的必要措施，患者病情发作时要遵从医嘱，限制体力活动，甚至完全卧床休息，直到心功能改善为止。

（4）合理饮食：风心病患者易发生水肿，因此必须限制食盐的摄入量，防止水肿加重。一般来说，风心病患者每天食盐的摄入量在 3～5 克较为合适。提倡低脂饮食,高脂肪饮食摄入后不易消化,会增加心脏负担,有的还会发生心律失常。

减少液体摄入量。一次喝大量的水或其他饮料时,会迅速增加血容量,进而增加心脏负担。因此,需要多喝水时,分成几次喝,每次少一点,最好 1 次不超过 500 毫升,相隔时间长一些。另外,少吃刺激性食物,如食用辣椒、生姜、胡椒等。

100. 如何预防脑出血

脑出血是指颅内血管突然发生破裂,迅速形成局部血肿,挤压周围脑组织,产生相应的临床症状或体征。近年多项调查表明,我国居民脑卒中发病总数中脑出血约占 37.5％,按此比例估算,全国每年发生脑出血约 60 万人,应该引起人们足够重视。

目前认为,引起脑出血最常见、最重要的危险因素是高血压。大量研究证实,高血压与脑出血的关系十分密切,高血压引起脑出血的比例明显高于脑梗死。日本学者曾对一组高血压患者随访 14 年,结果发现,高血压组脑出血的死亡率比正常血压组高 17 倍。国内研究也表明,脑出血的相对危险度随血压的增高而升高。所以,特别提醒高血压患者,首先要积极治疗和控制高血压,切不可掉以轻心。治疗高血压的重要原则是坚持规律服药。同时,高血压患者还要注意保持情绪稳定、心理平衡、少饮酒、适度运动等。

101. 如何预防脑梗死

(1)将血压控制在一个合理水平:因为血压过高,容易使脑内粥样硬化的小动脉破裂出血;血压过低,则脑供血不足,微循环淤滞时,易形成脑梗死。

(2)注意精神心理卫生:许多脑卒中的发作,都与情绪激动有关,患者应该修身养性,保持心态平和。

(3)减肥:肥胖是公认的脑卒中的危险因素之一。

(4)科学合理饮食:平时要以低脂肪、低热能、低盐饮食为主,并要有足够优质的蛋白质、维生素、纤维素及微量元素,饮食过饱不利于健康。此外,要禁食霉变的食品、咸鱼、冷食等。

(5)气候变化与人体健康关系极为密切:当气压、温度明显改变时,多半由于不适应气候变化而发病。尤其是严寒和盛夏时人体适应能力差,免疫能力降低,发病率及死亡率均比平时升高,所以,要特别小心。

(6)及时治疗糖尿病、冠心病、肝肾功能不全等疾病。

(7)适度的体育活动有益健康。

(8)重视卒中的先兆:卒中虽然是突发的急性病变,但常常也可发现一些预兆,主要有以下几种表现:

一侧面部或上、下肢突然感到麻木、软弱无力、嘴歪、流口水,突然出现说话困难或听不懂别人的话,突然感到眩晕、摇晃不定,出现短暂的意识不清或嗜睡,出现难以忍受的头痛,而且,头痛由间断性变成持续性或伴有恶心、呕吐。

102. 定期输液能预防脑血管病吗

目前,每到秋冬季,就有不少人排着队到医院输液,许多脑梗死患者更是要求定期输液,认为这样能降低血液黏稠度,预防脑卒中复发,很多基层医生也默认了这种观点。实际上,这种观念是没有科学依据的,这种做法也没有循证医学证据,没有证据表明输液能防止脑卒中发生。目前预防性输液主要是输一些活血化瘀、营养脑细胞、改善微循环的药物,如银杏叶提取物、血塞通、凯时、爱维治等。如果没有脑卒中症状,只是简单的静脉输液,对患者没有任何帮助,反而可能有害。因为输液是短时间内输大量液体,加重心脏前负荷,也可能会引起输液反应等不良反应。近年有报道,输完某些中药制剂后,极个别患者有死亡的情况。

预防脑卒中发生的关键是改变不良的生活习惯,如吸烟、酗酒、肥胖、不运动、高盐、高糖、高脂饮食等;积极治疗高血压、糖尿病、高脂血症、房颤、动脉粥样硬化等脑梗死的危险因素;积极抗栓治疗,如长期服用阿司匹林等抗血小板药物;定期进行必要的体检,包括血液系统检查、心脏彩超、颈部血管彩超、经颅多普勒超声、头颅 CT、磁共振或磁共振血管成像等。如果发现有颈动脉狭窄,必要时做血管造影后进行介入治疗。

103. 怎样预防脑血管病复发

(1)患者和家属应掌握药物的作用和使用方法,学会瘫痪肢体的锻炼方法。家属要学会护理常识。

(2)定期检查身体：主要检查血压、血脂、血糖、凝血常规，必要时查经颅多普勒、头颅 CT 或 MRI。

(3)合理饮食：建立合理的饮食习惯，注意饮食的营养结构，科学合理地安排饮食，食量应适当，不可过饱和过饥，戒除烟酒等不良嗜好。平时多吃低盐、低胆固醇食物。可多吃豆制品、新鲜蔬菜、水果、瘦肉、鱼类、低脂奶类、粗米粗面等。对于高血糖、高血脂患者，要注意少食动物内脏、蛋黄、肥油等。

(4)日常生活及体育锻炼：平时要锻炼瘫痪肢体，做各种动作，如穿衣、梳头、洗脸、刷牙、用匙等。并应结合自身情况，开展适当的体育锻炼，增强体质，提高抗病能力。如每日做体操、打太极拳、慢跑或快走等，持之以恒。

(5)适当的药物治疗：在脑血管病的康复期，可在医生的指导下，少量服用抗血小板聚集、改善微循环及活血化瘀的药物。如肠溶阿司匹林、复方丹参等，以减少血小板聚集和增进正常的血液流动。

(6)控制多种危险因素：脑血管病复发和首次发作一样，受多种因素影响，如高血压、冠心病、糖尿病、高脂血症等，应积极治疗。特别是高血压病不论有无不适症状，都应坚持长期正规治疗，使血压控制在正常范围内。

(7)脑血管症状缓解后若又出现头痛、头晕、说话不清、手指不灵、半身麻木等症状多属复发，应及时到医院检查治疗，以防发展成脑梗死。

(8)保持良好的精神状态：情绪激动、过度劳累、气候变化、烟酒刺激等是诱发脑血管病的外部因素，要注意避免。

应保持乐观情绪和良好的心理状态,不可过度劳累,并要注意气候剧变等客观环境的影响。要有坚强的信心、乐观的情绪。相信自己会战胜疾病。

104. 哪些药物可以预防脑血管病

(1)阿司匹林:每日1次,每次75～100毫克,口服,可使脑血管病发病的风险降低。

(2)维生素C:每日1次,每次100毫克,口服,具有抗氧化作用,能增强抗病能力,减少血脂含量,防治动脉硬化。

(3)维生素E:每日1次,每次100毫克,口服,具有强大的抗氧化作用,可以抑制脂褐质的形成,能防止动脉粥样硬化,抗衰老及预防心脏病变。

(4)他汀类:血脂异常是引起动脉粥样硬化的主要原因,与脑血管病密切相关。研究表明,他汀类药物如辛伐他汀、立普妥等调脂药,具有防止脑血管病发病的作用。

(5)改善脑血流的药物:如复方丹参、氟桂利嗪、曲克芦丁等,具有改善脑供血的作用,可以预防脑血管病的发生。

(6)降压药:血压高低与脑血管病的发病与死亡率密切相关。如果血压控制不好,极易发生脑血管病。目前市场上降压药有许多种,一定要在医生指导下应用。

105. 调节血脂的方式有哪些

引起心脑血管病的最直接的原因就是高脂血症。当血脂(主要指胆固醇和三酰甘油)超过正常值时,就称为高脂血症,它在不知不觉中,缓慢地侵蚀我们全身的组织和器官,并由此引起一系列心、脑、肾的损害。

它的发展步骤是这样的:高脂血症—血管硬化—血压增高—心脑供血不足—心脑血管意外(即脑卒中或冠心病)。冠心病、脑卒中、高血压、老年痴呆、糖尿病等老年性心血管疾病都可能合并高脂血症。因此,预防高脂血症和动脉硬化应该是保护心脑健康特别需要关注的焦点。

调节血脂可以通过以下几种方式来实现。

(1)合理饮食:尤其要低脂饮食。关键是总量控制,合理搭配,限制食盐摄入,以清淡为宜。按我国营养学会推荐的平衡膳食方案,每人每天应摄入的食物量:谷类食物为300～500克,蔬菜为400～500克,水果110～200克,鱼虾类50克。畜禽肉50～100克,蛋类25～50克,奶类100克,豆类50克,油脂类<25克。强调低脂饮食,不吃肥肉和猪油,少用黄油,饮用低脂奶,用鱼油或不饱和油烹调以代替饱和脂肪油。

(2)减轻体重:体重增加可引起血脂异常,其中腹型肥胖对血脂的影响更大。流行病学研究表明,单纯肥胖者平均血清总胆固醇、三酰甘油水平显著高于对照者,而高密度脂蛋白水平较低。另外,减轻体重可改善血脂异常,体重指数控制在 18.5～23.9 千克/米^2;男性腰围≤85 厘米,女性腰围≤80 厘米。

(3)坚持运动:坚持运动的要点是一、三、五、七。具体而言:一,每日至少运动 1 次;三,每次 30 分钟;五,每周至少 5 次;七,运动量达到的目标心率为 170 减去年龄。研究显示,经常运动者血清总胆固醇和三酰甘油水平低于普通人群,而高密度脂蛋白则相反。运动的形式多样,可根据年龄和身体状况加以选择。

(4)戒烟限酒:吸烟可使血清总胆固醇和三酰甘油水平升高,高密度脂蛋白水平降低。研究还表明,被动吸烟者血脂变化与吸烟者相似。戒烟后,血脂异常可恢复至正常。有资料显示,小到中量饮酒可使高密度脂蛋白水平升高,考虑到乙醇对消化和神经系统等的不良影响,以及带来的社会问题,现在不主张以饮酒来调脂或预防冠心病。

(5)定期检查血脂:血脂异常一般须进行血液检验方可确定。血脂检验应注意以下 3 点:①空腹 12 小时以上。②取血前日禁食高脂餐和不饮酒。③至少须有两次检验结果证实血脂异常,诊断方可确立,两次检查间隔时间不宜超过3 周。

改善生活方式仍不能达到治疗目标时,应在此基础上加用调脂药物。

(1)现提倡为减少动脉硬化及冠心病等危害应尽早启动药物治疗:目前常用的药物有以下几种,如他汀类、贝特类、胆酸螯合剂和烟酸类;其中鱼油、普罗地考和弹性酶等较少用。

(2)根据血脂异常的分型选择用药:简单区分单纯高胆固醇血症、单纯高三酰甘油血症和混合性血脂异常。患者应使用哪种调脂药物由医生决定。

(3)血脂异常一般须长期用药治疗:药物使用 4～6 周后,调脂作用达到最大。如未达标,可在医生指导下增加用药剂量或联合用药。达标后,长期维持用药,每 3～6 个月复查血脂。除非发生不良反应或血脂太低,一般不应停药或减量。他汀等调脂药物只有坚持服用,才能改善长期预后。

(4)有些人担心调脂药对肝肾功能有损害,这并无根据:不过,合并多种疾病、服用多种药物的患者应慎用。总之,要在医生指导下做好监测与随访。

(5)无病早防,有病早治,亡羊补牢,为时不晚:要预防心血管病,就应重视血脂异常的防治。在目前形形色色的保健品、调脂药物和器械充斥市场的情况下,我们要以科学的态度和方法对待。提倡健康的生活方式,必要时在医生指导下选择有效的药物和有效的剂量。

106. 为什么说控制好糖尿病是对心血管疾病最好的预防

由于糖尿病与心脑血管病的发生密切相关。故专家认为,糖尿病即心血管疾病的同义词,糖尿病要与冠心病同防同治。预防糖尿病,我们所能做的就是改变不健康的生活方式。

(1)针对糖尿病的无知,要求多学、多懂点儿有关预防糖尿病的知识。

(2)针对热能摄取过多,要求少吃点儿,避免热能过多、肥甘厚味,多吃粗粮和青菜,少喝酒,不吸烟。

(3)针对体力活动减少,要求勤活动点儿,加强锻炼,避免超重或肥胖。

(4)针对心理应激增多,要求放松点儿,保持平常心态,避免应激,力求做到开朗、豁达、乐观、劳逸结合,避免过度紧张劳累。

如果能长期做到以上各项,糖尿病发病率至少能减少50%,也可使糖尿病心血管病变的发生率显著降低。

对已患有糖尿病的患者来说,控制好糖尿病,就是对糖尿病性心血管疾病最好的预防。有专家把糖尿病控制形象地比喻为"驾好五套马车,做好五件事"。

以下为糖尿病的"五套马车"。

(1)糖尿病的教育与心理治疗:其主要目的是让糖尿病患者知道如何讨待和处理糖尿病。

(2)糖尿病饮食治疗:使糖尿病患者做到合理用餐,为糖尿病的其他治疗手段奠定基础。

(3)运动治疗:让患者长期坚持适量的体育锻炼,保持血糖水平的正常和身体的健美,减轻胰岛素抵抗。

(4)糖尿病的药物治疗:在单纯饮食及运动治疗不能使血糖维持基本正常水平时,在医师指导下适当选用口服降糖药或胰岛素,并根据临床需要服用降血压、调血脂、降血黏度及其他药物,使患者的体重、血糖、血压、血脂和血黏度维持在正常状态。

(5)糖尿病的病情监测:患者应定期检查血、尿各项指标、心电图及眼底,让医师仔细了解病情,指导治疗,做好以下5件事。

(1)体重达标:如不达标则减肥。

(2)血糖达标:如不达标则降糖。

(3)血压达标:如不达标则降压。

(4)血脂达标:如不达标则调脂。

(5)血黏度达标:如不达标则降黏。

107. 为什么说戒烟可预防心脑血管病

为什么吸烟造成心脑血管病发病率明显增高呢？许多专家认为,下列因素对吸烟引起的心脑血管病的发生和发展起重要作用/

(1)血脂异常:长期吸烟者血胆固醇、三酰甘油、低密度脂蛋白胆固醇升高,高密度脂蛋白胆固醇降低。吸烟使低密度脂蛋白升高的同时还使其易于氧化,氧化低密度脂蛋白是损伤血管内皮细胞及其平滑肌细胞的主要物质;高密度脂蛋白胆固醇可刺激血管内皮细胞生成前列环素,前列环素是最有效的血管扩张和抑制血小板凝聚的物质,吸烟者这种好胆固醇降低,前列环素也就降低,从而引起周围血管及冠状动脉收缩、管壁变厚、管腔狭窄和血流缓慢,造成心肌缺血、缺氧。

(2)凝血和血小板功能异常:吸烟能诱导血浆纤维蛋白原水平升高,导致凝血系统功能紊乱;吸烟还可影响花生四烯酸的代谢,使前列环素生成减少,从而使血管收缩、血小板凝聚功能增强。

(3)血液流变学异常:烟雾中的一氧化碳与血红蛋白结合,形成碳氧血红蛋白,影响红细胞的携氧能力,造成组织缺氧,从而诱发冠状动脉痉挛。组织缺氧也引起代偿性红细胞增多,血液黏稠度增高。

在国际上风行的"五日戒烟法",经我国引进后试用也取得了良好的效果。"五日戒烟法"学习过程有以下 3 个阶段。

(1)生理准备:教授腹式呼吸,指导有氧体育运动和放松学习;回避所有能影响戒烟决心的药物与习惯;调整食物结构,增加饮水量,促进体内毒素的排出。

(2)学习准备:思考吸烟利弊,权衡得失,掌握自我意识的控制能力,摸索一套没有香烟的健康生活模式,选择一个明确的日子突然彻底戒烟。实践证明,这对许多人来说都是一个可取的方法。要充分了解戒烟中出现的症状是戒烟过程中不可避免的困难,是你身体建立新的平衡信号。复吸只是发展中的一个曲折,而不是最终结果;对某些复吸信号采取积极措施,就可以保持戒烟成果。

(3)社会准备:找对策回避烟友和吸烟环境;学着抵御烟草的诱惑;与不吸烟者交朋友;从朋友和家人处获得帮助,接受监督;经常发现戒烟在生活中的各种益处。

通过"五日戒烟法",吸烟者会惊喜地发现自己身心各方面的变化,最大益处莫过于重新获得了自信、自尊、自爱及对生活和自身的控制。许多人发自内心地说:"我能控制自我,知道如何对待生活了。我摆脱了尼古丁。小烟卷,永远告别了!"

108. 为什么说酗酒就是喝毒药

现代流行病学研究表明:每日饮少量酒能有效地降低高血压病及冠心病的患病率和病死率。适量饮酒能缓解紧张,改善情绪和睡眠,有助于人际交往。少量酒,按国外的标准是 30 毫升酒精,按我国标准为 15 毫升酒精。这样,葡萄酒、绍兴酒是在 100 毫升以内,60 度白酒就是 25 毫升,如果啤酒就是 300 毫升。

酒是一把"双刃剑"。少量的酒是健康的朋友,但多量的酒是罪魁祸首。据国外研究报道,25％的重患者、40％的交通事故死亡者、50％的监狱罪犯都和酗酒有关。酗酒还可引起肝硬化、酒精性心脏病、酒精性精神病、脑卒中、肿瘤、帕金森综合征,以及其他严重的社会问题(如道德的沦丧)。

另外,三酰甘油明显升高的患者饮酒,会发生急性出血性胰腺炎,严重威胁生命安全。因为高三酰甘油给胰腺炎的发生提供了一个合适的内部环境,而酒精是促使胰腺炎发生的强有力的外部因素,二者内外结合,就使急性胰腺炎发生的危险大大增加了。

109. 为什么说有效减肥可以降低"三高"

肥胖是百病之源,也是导致心脑血管病发生的重要因素,同样也是导致肥胖人群病死率比正常人群明显增加的重要因素之一。

目前,医学界公认的容易引发心脑血管病的危险因素,包括有高血压、高血脂、高胰岛素血症、高密度脂蛋白降低、纤维蛋白原增高、体力活动减少、遗传和吸烟等各种因素。肥胖者的体表面积比正常人增大,体循环和肺循环的血流量均比正常人增加,伴随而来的就是脉搏输出量和心搏出量的增加,从而加重了左心室的负荷。体重的增加,以及进行体力活动时,亦往往使左心室舒张末容量和充盈压增高导致心脏前负荷加重,从而引起左心室肥厚和扩张。再加上大多数的肥胖者都有高血压病史,全身血管阻力增加,导致左心室进一步扩张,心肌需氧量增加。因此,肥胖者易发生充血性心力衰竭,合并冠心病时容易发生心肌梗死和猝死。

肥胖者血液中脂质成分增加,容易导致动脉粥样硬化症发生,血管弹性减弱,进而发生高血压病。肥胖者并发高血压、糖尿病、心脏病是导致肥胖症患者脑血管意外发生的主要原因。

科学减肥,可以降低由肥胖并发的"三高"症,即高血压、高血糖和高血脂(血脂异常)。

(1)治疗肥胖病最主要的是改变生活方式,即合理饮食和增加活动量。药物治疗可以帮助患者促进生活方式的改进。只要在原有体重基础上减轻 5%～10%,肥胖病并发的疾病就可得到改善。

(2)科学的膳食应在营养师的指导下,制定合理的摄食热能和营养素的比例,以达到既限制热能又满足机体需要的目的。

(3)运动减肥必须有医生的指导。因为运动不当,同样会对身体产生不良影响。如运动不足时,因为没有达到运动降低体脂的目的,反而增加食欲;运动过量时,会导致过度疲劳,不易坚持。

(4)减肥药应该在医生指导下使用,各种减肥药都有各自的适应证和禁忌证,如选用不当,可能会造成更为严重的后果。如果肥胖已伴发糖尿病、高血压等,更需要医生的指导。

（5）减肥可部分逆转肥胖对心血管的病理生理改变。研究表明，体重下降 3 千克，可使左心室重量大大减小，血压下降，心肌收缩力加强，血流动力学改善。因此，防治肥胖病可减少或延迟心血管疾病的发生。

110. 为什么体检不可忽视

人到中年定期体检很重要，尤其是 40 岁以上的人最好一年体检 1 次。如果突然变瘦，经常胸闷、憋气、心悸等，不要掉以轻心，一定要做内科检查。

为此，我们就心脑血管体检给大家提一点个人建议，一般来说，这方面的体检有以下几项：

一般检查；眼科检查；X 线检查；超声检查；肺功能检查；肝功能检查；心肌损害相关实验室检查；肾功能检查；糖尿病相关检查；甲状腺功能检查；免疫检查；血液流变学检查；心脏电生理检查项目等。

第四章　心脑血管病的药物治疗

111. 冠心病的治疗药物有哪些

目前冠心病的药物治疗较多,其主要机制是扩张冠状动脉,降低心肌耗氧,增加心肌血供。

(1)硝酸酯类:常用的有硝酸甘油、单硝酸异山梨酯。

(2)β受体阻滞药:常用的有美乐托尔、阿替洛尔、普萘洛尔等。

(3)抗血小板药:常用的有阿司匹林、氯吡格雷、泰嘉、培达、欣维宁等。

(4)抗凝药:常用的有肝素、低分子肝素、华法林等。

(5)钙拮抗药:常用的有硝苯地平控释片、非洛地平缓释片、氨氯地平、拉西地平、盐酸地尔硫䓬缓释胶囊、维拉帕米等。

(6)血管紧张素转化酶抑制药(ACEI):常用的有卡托普利、贝那普利、福辛普利钠、培哚普利等。

(7)血管紧张素Ⅱ受体拮抗药(ARB):常用的有氯沙坦钾、缬沙坦、厄贝沙坦氢氯噻嗪、替米沙坦等。

(8)他汀类:常用的有辛伐他汀、立普妥、普伐他汀、氟伐他汀钠、瑞舒代他汀钙片等。

（9）中成药：常用的有速效救心丸、丹参滴丸、麝香保心丸、通心络、血府逐瘀胶囊等。

112. 冠心病药物什么时间服比较好

冠心病患者服药时间取决于 3 个因素：疾病特点、药物特性、人的生物钟。研究发现，在清晨醒后活动的几个小时心脏病的发生率明显高于其他时间段，一般是上午 10～12 时。因此，冠心病患者最好是晨起服药，但很多人担心空腹服药对胃肠刺激大，一般早饭后才服药，这种担心是多余的。

除了抗血小板药和他汀类调脂药外，其他药对胃肠刺激都不大，可晨起后吃些食物后服药。冠心病患者最好是晨起服药。除非医生有特殊说明，患者应根据自己的实际情况找出适合自己的服药时间。

113. 冠心病患者如何正确使用硝酸酯类药物

硝酸酯类药物分为以下 4 类。

（1）硝酸甘油：用于心绞痛急性发作的缓解治疗，经舌下含服（吸收快），每次 1 片，如效果不好可重复，一般不超过 3 次。含服时取坐位或卧位，避免血压降低。

（2）二硝酸异山梨酯：包括口服的异山梨酯，静脉的异山梨酯；此类药物作用时间短，静脉用异山梨酯更适合应用于心绞痛或心肌梗死发作的急性期。

（3）单硝酸异山梨酯：包括单硝酸异山梨酯、长效心痛治、德高宁、单硝酸异山梨酯等,更适合患者稳定期的口服维持治疗。

(4)戊四硝酯:头痛的不良反应少,但临床已很少应用。硝酸酯类药物用于冠心病心绞痛、心肌梗死及无痛性心肌缺血患者的缓解症状及改善冠状动脉缺血。有头痛的不良反应,但如从小剂量开始服用,多数患者都可以耐受。但低血压、重度贫血、青光眼患者禁用。

114. 冠心病患者使用阿司匹林要注意什么

冠心病患者服用阿司匹林可以降低发生心脏病的风险,只要没有禁忌证,冠心病患者都可使用。但是,阿司匹林确实可以增加出血的风险,特别是消化道出血。因此,在使用时注意以下几点:①应使用小剂量,一般为每日75～100毫克。②由于阿司匹林为肠溶制剂,在肠道吸收,最好空腹服用,减少对胃的刺激。③超高龄、有出血倾向、血液病、活动性溃疡者不要使用。④在使用时注意观察出血情况,如皮肤出血点、瘀斑、黑粪等,也要注意检测血小板数量。

115. 冠心病患者如何使用β受体阻滞药

临床常用的β受体阻滞药包括比索洛尔、美托洛尔等,由于其通过减慢心率及减弱心肌收缩力降低了心肌耗氧,对因由劳累、情绪激动引起的心绞痛最适合。它可预防心肌梗死的发生和再发、降低心肌梗死的死亡率、预防猝死发生。它也是降压药,对年轻、心率快的高血压患者效果较好。同时它也可治疗心律失常,如室早、房早、房颤等。然而它的减慢心率、减低心肌收缩力也会带来一些不良反应。在使用时注意以下几方面:

(1)开始使用者晨起静息心率应在 60 次/分以上。

(2)根据情况从小剂量开始服用,逐渐增加剂量,一般疾病 3～4 日增加 1 次剂量,心力衰竭者 1～2 周增加 1 次剂量。最终达到最大耐受剂量。

(3)长期使用者不可突然停药,如需停药应在 2 周之内逐渐减量、停用,否则会诱发心绞痛、心肌梗死及血压增高。

(4)心力衰竭患者应在水肿消失后使用更安全。

116. 常用的钙拮抗药有哪几种

目前,临床上常用的钙拮抗药主要有 3 类:苯烷胺类,如维拉帕米;二氢吡啶类,如硝苯地平;地尔硫䓬类,如地尔硫䓬。各种钙通道阻滞药均能有效地降低收缩压和舒张压,逆转高血压所致的左心室肥厚、不良反应轻微,长期服用对电解质的影响不明显。

不过。由于其化学结构各不相同,应用的侧重点和范围也有差别:二氢吡啶类药物降压强度都超过其他两类,是钙拮抗药中抗高血压的主力军。维拉帕米与地尔硫䓬虽然也有肯定的降压效果,但前者治疗心律失常的作用更加突出,而后者在冠心病,特别是心绞痛的防治中更能发挥其优势。

这三大类钙拮抗药问世之初，都是短效的药物，它们用于降压只能维持 6～10 小时，每天须服药 2～3 次才能保持稳定降压。近年来，已开发出一系列的长效制剂，二氢吡啶类中有氨氯地平、非洛地平缓释片、硝苯地平控释片和拉西地平等，它们可以维持降压达 24 小时或更久，作用强度也不逊于短效药物，而且对心、脑和肾脏的保护作用更好。

117. 心肌梗死患者血压不高为什么应用 ACEI

急性心肌梗死后早期应用 ACEI 的作用已被许多大型临床研究证实。急性心肌梗死发作后 24～36 小时应用 ACEI 治疗，其 30 日的死亡率和非致死性心力衰竭发生率均明显下降，其中获益的 80% 是发病的第一周。早期应用 ACEI 可以减少梗死面积的延展和心室的重塑，有利于左心功能的恢复。上述作用不仅在心肌梗死早期出现，而且持续存在至少 4 年以上。也有研究表明，高龄(≥75 岁)、有心肌梗死病史、糖尿病史、前壁心肌梗死及心率增快(≥100 次/分)、Kip 分级＞I 级，均是急性心肌梗死的高危预后因素。伴上述危险因素者也均是使用 ACEI 最受益的群体，如无禁忌证，ACEI 的早期应用将使心肌梗死患者早些获益。

118. 支架术后常规服用哪些药物

(1)防止血栓的药物

①阿司匹林。有防止血小板聚集血栓形成的作用，可

防止术后再狭窄。推荐服用肠溶阿司匹林每日 300 毫克,3个月后改为每日 100 毫克,如无消化道出血等禁忌证,应该终身服用。

②氯吡格雷。每日 75 毫克,至少服用 1 年,如果是高危患者或经济条件允许,可以应用更长时间。长期口服抗血小板药物可能引起血细胞下降,需定期抽血检验。

(2)防止动脉粥样硬化进展的他汀类药物:有辛伐他汀、阿托伐他汀等。这类药物不仅降血脂,还可对抗炎症,对冠心病合并糖尿病、高血压等严重破坏血管壁的疾病,防止动脉粥样硬化进程有重要作用。调脂药物可以保护血管内皮功能,延缓斑块进展,对冠心病患者非常重要,一定要坚持服药,不能动摇,同时应注意监测肝功能、肌酶等指标。

(3)防治高血压、糖尿病,减轻心脏负荷的药物

①硝酸酯类。主要通过扩张冠状动脉改善心绞痛症状,还可保护内皮功能,对血运重建术后保持冠状动脉通畅有益。

②β受体阻滞药。有美托洛尔、比索洛尔等,主要作用是控制心率、降低心肌耗氧、抑制心律失常、降血压。本药是治疗心绞痛和心肌梗死的基本药物。

③ACEI。有福辛普利、贝那普利等,主要用于改善心肌和血管壁构造,延缓动脉粥样硬化进程,特别是合并糖尿病、肾病、高血压等患者要长期服用。

119. 如何看待药物说明书提及的药物不良反应

　　许多老年患者拿到医生开的药后反复看药品说明书，对其中的药物治疗不良反应总是盯住不放，其实这是不妥的。药物的不良反应是在正常用法用量的情况下，出现与用药目的无关的或意外的有害反应，其本身也是一种药理作用。

　　一般来说，药物治疗停药后不良反应即可消退。虽说是"是药三分毒"，但也不必过分强调药物的不良反应。一般药品说明书对药物的适应证说明很少，而对不良反应的描述却很长，这些罕见的不良反应会增加患者不必要的担忧，而且，会影响患者有效的治疗，特别是介入治疗的不良反应。但如果药物的不良反应超过了治疗作用，医生就不会采用这种治疗方法了。

120. 只有做了支架的患者才应该服用氯吡格雷吗

　　有的冠心病患者认为，只有做了支架才服用氯吡格雷（波立维），不做支架就不服用，其实这是不对的。下面这些患者应该服用氯吡格雷：

　　(1)对阿司匹林有禁忌者，可用氯吡格雷75毫克/日代替阿司匹林。

　　(2)所有急性冠脉综合征患者，都应尽早应用氯吡格雷,至少持续 1 个月,如果患者无出血风险,最好应用 12 个月。如果行急诊介入治疗的患者,术前应给予氯吡格雷300～600 毫克的负荷量,然后以 75 毫克/日维持。

(3)择期行介入治疗的患者,术前 3 天给予氯吡格雷 75毫克/日,术前 2～6 小时再给负荷剂量 300 毫克。置入药物支架者,术后服用氯吡格雷 75 毫克/日,至少 12 个月;置入金属裸支架者,术后服用氯吡格雷 75 毫克/日,至少 6 个月。

121. 为什么冠心病患者不宜服用硝苯地平

短效硝苯地平又称心痛定,是许多老年患者过去常服用的治疗冠心病的药物。硝苯地平可以反射性增快心率,使血中儿茶酚胺升高,导致血压波动,加重心肌缺血,可增加心肌梗死或猝死的风险,现在已禁用于冠心病的治疗。

美国早在 20 世纪 90 年代就有研究发现,用硝苯地平作为急性心肌梗死的二级预防,其死亡率明显高于对照组。而且,高血压患者长期服用硝苯地平,发生心肌梗死的风险增加 31%,因此禁用硝苯地平。

122. 哪些患者适合前脉溶栓治疗

大量临床资料表明,与急性心肌梗死相关的冠状动脉内产生的血栓可被血液中的纤维蛋白酶溶解。而溶栓疗法就是溶解血栓的治疗方法,在急性心肌梗死早期应用具有溶解血栓的药物将血栓溶解,使冠状动脉再通,从而使血供障碍的心肌重新得到血液灌注。

　　溶栓治疗成功的关键是及早开始,越早溶栓对挽救濒临坏死的心肌越有效。研究证实,3 小时内开始溶栓治疗,疗效与直接 PCI 介入治疗相当;12 小时内开始溶栓治疗也可使患者明显获益,但疗效逊于 PCI。临床上常用的溶栓药物包括尿激酶、链激酶、组织型纤溶酶原激活药。

　　溶栓治疗的患者必须严格遵循以下适应证:

　　(1)持续胸痛≥30 分钟。

　　(2)相邻两个或两个以上导联的 S-T 段抬高(肢导≥0.1mV,胸导≥0.2mV),或出现新的左束支传到阻滞发病时间<12 小时,年龄<75 岁。

　　(3)S-T 段抬高显著的心肌梗死患者,如年龄>75 岁,权衡利弊后仍可溶栓。

　　(4)发病时间已达 12～24 小时,但仍有缺血性胸痛,广泛 S-T 段抬高者。

123. 长期服用心律失常药物有不良反应吗

　　任何一种药物都可能存在不良反应,特别是抗心律失常药物,具有抗心律失常作用的同时常存在致心律失常作用,如胺碘酮可以引起尖端扭转性室速,普罗帕酮、维拉帕米可以抑制房室传导等。因此,抗心律失常药物的使用必须在专科医生指导下,即使您以前使用过该种药物,也建议不要自行决定使用该抗心律失常药物。

124. 为什么有的房颤患者要服用华法林

房颤患者的脑卒中发病率明显增高,是因为房颤患者往往同时存在高凝状态,易在左心房形成血栓并脱落而造成反复脑栓塞。大规模的临床试验已经证明,充分抗凝治疗能明显减少缺血性脑卒中的发生率。因此,我们建议具有任何1个高危因素(缺血性脑卒中病史、TIA 或体循环栓塞病史,二尖瓣狭窄,人工瓣膜)或 2 个中危因素(年龄≥75岁、高血压、心力衰竭、糖尿病、EF≤35%)的患者应该使用华法林,使 INR 达到 2.0～3.0。由于使用华法林有出血的风险,因此对于仅有 1 个中危因素或低危因素的房颤患者,可以应用小剂量阿司匹林口服抗栓治疗来替代华法林。

125. 房颤患者服用华法林要注意什么问题

(1)当发生呕血、便鲜血或柏油样粪便、牙龈出血、痰中带血、紫癜、胸痛、腹痛、骨盆痛、头痛、眩晕、轻微创伤后长时间出血或出现肝炎的任何症状(尿色变深、皮肤瘙痒、黄疸、粪便颜色变浅呈白陶土色)时应立即停药,并与医生联系。

(2)每天同一时间服药,没有医生的许可不应改变药物的剂量和品种,如漏服了 1 次药,需尽快补上,但不能为了弥补而加大药量。

（3）服药期间没有医生的许可不要擅自服用其他药物，包括阿司匹林和感冒药。这些药物会干扰华法林的作用，对健康造成危害。

（4）流感疫苗使抗凝的效果增加，在接种疫苗1个月内要检查是否有出血现象。

（5）发热、天气炎热、营养不良、腹泻等可以使凝血时间延长引起出血。

（6）保持平衡膳食和好的饮食习惯，并牢记少吃高脂饮食和富含维生素K的食物，如卷心菜、菜花、莴苣、青萝卜、鱼等。

（7）避免酗酒，常饮酒可以加速华法林的代谢并缩短出血时间。

（8）尽可能避免创伤和出血，使用软毛牙刷，使用电剃须刀刮胡子等。

（9）戒烟或尽量少吸烟，吸烟可以加快该药的代谢，需要调整药量。

126. 风心病房颤患者能长期服用地高辛吗

风心病房颤患者服用地高辛有如下原因：房颤合并快速心室率，使用地高辛可以减慢心室率；风心病合并左心室收缩功能不全时使用地高辛可以增加心脏收缩力，改善心功能。如果为了上述目的，是可以长期服用的。不过，应以小剂量服用，如0.125毫克，每日1次或隔日1次。应注意是否有洋地黄中毒的表现，如果出现应及时停药。

127. 服用哪些药物会发生药物性心肌病

药物性心肌病指接受某些药物治疗的患者,由于药物对心肌的毒性作用,引起心肌损害,产生心肌肥厚和(或)心脏扩大的心肌病变。药物性心脏病多见于使用抗肿瘤药物、某些治疗精神病药物、治疗心血管病的药物和抗寄生虫药等。常见药物有柔红霉素、多柔比星、环磷酰胺、吩噻嗪类药、三环类抗抑郁药、抗心律失常药,以及经常用于治疗关节炎的非类固醇消炎镇痛药等。

128. 脑血管病患者常用中成药有哪些

中成药治疗脑卒中后遗症具有较好的疗效。如今市场上可以见到各种各样的治疗脑卒中的药物,品种繁多,现将几种常用的治疗脑卒中的中成药作一个简单介绍。

(1)大活络丹:有祛风止痛、除湿化痰、舒筋活络等多种功效。用于脑血管病痰瘀引起的瘫痪、足萎痹痛、筋脉拘挛、言语不清,以及跌打损伤、行走不便等。经临床观察表明,大活络丹具有抗凝血、抗脑血栓和活血化瘀的功效,具有改善病变部位血液循环和肢体营养的作用,在治疗缺血性偏瘫的同时,还可以起到预防脑血栓再次形成和再次脑栓塞的作用。用法:用温开水送服,每次1~2丸,每日1~2次。

(2)华佗再造丸:能增强脑血液循环,降低血液黏稠度,

119

促进清除颅内血肿块,抑制血小板聚集及血栓形成,使血液流通顺畅。更重要的是能直接保护脑细胞,激活正常脑细胞功能,从本质上恢复神经功能,使手足麻木、口眼歪斜、瘫痪等脑卒中后遗症得到有效治疗。用于痰瘀阻络之脑血管病恢复期和后遗症期。用法:口服,每次 4~8 克,每日 2~3 次。

(3)解语丹:有祛风通络、化痰开窍之效,适用于脑卒中后遗症之口眼歪斜、筋脉拘急、麻木冷痛、言语不清、流涎不止、吞咽不便等。用法:每次 6~9 克,每日 2 次。

(4)步长脑心通胶囊:用于气虚血滞、脉络瘀阻所致的脑卒中,症见半身不遂、肢体麻木、口眼歪斜。用法:口服,每次 2~4 粒,每日 3 次,胃病患者饭后服用。

(5)通心络胶囊:主要功能益气活血,通络止痛。用于气虚血瘀阻络型脑血管病,症见半身不遂或偏身麻木、口舌歪斜、言语不清等症的治疗。每次 2~4 粒,每日 3 次。阴虚火旺型脑血管病者禁用,胃部不适者改为饭后服用。

(6)消栓通络片:本品功能活血化瘀,温经通络。用于脑血管病恢复期半身不遂,肢体麻木。用法:每次 6 片,每日 3 次。

(7)血塞通片:本品功能活血化瘀,通脉活络。用于瘀血闭阻脉络证的脑血管病中经络恢复期,症见偏瘫、半身不遂、口舌歪斜、言语不清或不语。用法:每次 2 片,每日 2 次。

(8)人参再造丸:有补气活血、通经通络、强筋健骨之效,可治疗筋骨疼痛、四肢麻木、半身不遂、口眼歪斜、语言不清等症。研究表明,人参再造丸可促进血液循环,使血流加速,提高机体免疫力及修复功能,对缺血性脑卒中有良好的治疗和调节作用。用法：每次 1 丸，每日 2 次。

（9）小活络丹：有温经散寒、逐瘀通络之功效。常用于治疗脑血管意外后遗症，尤其对于手足麻木、伸展不利、肢体不暖有良好作用。用法：每次 6 克，每日 2 次。

此外，治疗脑血管病的药物还有脑脉宁片、脑络通胶囊、灯盏花片、益脉康片等，临床上医生可根据患者的病情酌情用药。

129. 如何治疗脑栓塞

（1）脑栓塞治疗与脑梗死的治疗原则基本相同，主要是改善循环，减轻脑水肿。另外，脑栓塞的患者容易出现出血性梗死，这时候要停止抗凝、抗血小板等治疗。

（2）原发病的治疗。感染性栓子给予抗生素治疗，禁用溶栓和抗凝治疗。脂肪栓塞给予肝素、碳酸氢钠和脂溶药。有心律失常者予以纠正，空气栓塞者给予高压氧舱治疗。

（3）房颤或有再栓塞风险的心源性疾病可给予华法林抗凝治疗。

130. 服用阿司匹林要注意什么

阿司匹林属于抗血小板聚集的药物，是预防缺血性脑卒中再发的有效药物，但是其主要不良反应就是增加出血风险。在出血并发症中，脑出血最为严重，可危及患者生命，有过脑出血病史的患者尽量不用，过高的血压可增加脑出血风险。所以，使用阿司匹林的患者要密切注意血压。

高血压患者需要将血压降至安全范围方可使用,最好收缩压维持在 150～160mmHg 以下。另外,还要观察身体其他部位的出血情况,随时调整剂量、停药或更换其他抗血小板聚集药物。

131. 肾不好的高血压患者怎么用药

有相当多的老年高血压患者,除合并高血糖、高血脂、高尿酸外,还常常存在不同程度的肾功能减退。为此,医生在给患者选择降压药物治疗之前,往往要建议患者进行全面血液生化检查,包括血糖、血脂、血尿酸、肌酐、尿素氮,必要时还需做肌酐清除率试验,尤其后几项有关肾功能的测定,将成为选择降压药的重要参考依据。

如果肾功能已降低,各项检查指标均超出正常值时,首先要限盐,每日食盐量定为 4.5～5 克。若血压属于轻中度升高,可先试服利尿药,如氢氯噻嗪、呋塞米等,血压控制不满意时再加用其他降压药(目前提倡 2～3 种降压药、小剂量联合治疗)。

对于轻中度肾功能受损者,宜首选血管紧张素转化酶抑制药,如贝那普利、福辛普利;或血管紧张素Ⅱ受体阻滞药,氯沙坦、缬沙坦、厄贝沙坦等;也可首选钙拮抗药,常用药物为苯磺酸氨氯地平(络活喜、压氏达、兰迪等)。以上药物一是降压效果稳定,不良反应较轻;二是可改善肾脏的血液供应;三是对血糖、血脂、血尿酸的代谢无明显影响;四是可逆转高血压导致的左心室肥厚,或有利于减少心绞痛的发作。

如前所述,若单用某种药物降压效果不满意,应采取联合用药治疗。一般选择"三联用药法",即由利尿药、血管紧张素转化酶抑制药或血管紧张素Ⅱ受体阻滞药与钙拮抗药共同组成,这种联合治疗有利于加强降压效果,从而避免过多不良反应的发生。采用降压药物治疗应兼顾血压与肾功能,多数学者主张对此类患者血压维持在120/70毫米汞柱,但要定期复查,以不引起蛋白尿、血肌酐、尿素氮、肌酐清除率出现明显恶化为宜。

132. 药物治疗高血压有哪些原则

老年人血压增高,是预期寿命缩短的主要因素之一。现已证明,老年高血压患者,经治疗血压降低后,脑卒中等并发症减少,平均寿命可获延长。人一旦步入老年,随着年龄的增长,体内各个器官的生理功能都会逐渐减退,对药物的代谢和排泄能力也随着减退,容易造成药物在体内蓄积,使药物在治疗过程中的不良反应增加,所以老年人高血压病用药应掌握以下原则。

(1)应坚持长期服药,高血压病是一种慢性疾病,病程较长。一般来讲,高血压患者到了二、三级往往需要长期服用降压药。在治疗期间如果血压降到正常,并不是高血压病治愈了,而是降压药物治疗的结果;如果血压正常就停止服药,过不了多久血压就又会升高,甚至有的还会出现血压的"反跳"现象,即停药后血压会超过以前的水平。

(2)降压药物应先从小剂量开始,如果服用一段时间后,血压降不下来或控制不到目标血压,则需考虑两种药物联合应用或加大剂量;当血压降到理想水平后,应坚持平稳一段时间,至少应维持2个月左右;若血压一直保持稳定,则可以在医生的指导下减小剂量或是减掉一种药物。直到用"最小剂量"的降压药将血压维持在正常水平。这个最小剂量也就是通常讲的维持剂量。

(3)在药物治疗的同时,还应坚持非药物疗法,保持科学的生活方式。实践证明,相当一部分轻度高血压患者,经过非药物治疗,可使血压降到正常,有少数患者还可停服药物。而对于中、重度的高血压患者来讲,同时坚持非药物疗法,既可提高降压药物的疗效,又可减少药物的使用剂量。非药物疗法的主要内容是:控制体重,适当运动,合理膳食,思想放松,戒烟限酒,清淡少盐,补钾补钙,情绪乐观。

(4)注意药物的合理选择,重视药物不良反应的影响,否则,不但无法坚持服药,还会因不良反应给身体其他方面带来不利影响,在选择上应当多遵医嘱,慎重使用。

(5)切忌同类药物同时服用。在治疗过程中一定要对自己的病情和所用药物的性能有最基本的认识,如药物的名称和种类。有的药物是同一类药物,如硝苯地平、氨氯地平、尼莫地平都为钙离子拮抗药,同类药物不应该同时服用。有些药物都是同一类药物,而名称不同,如硫甲丙脯酸、卡托普利、开搏通,虽然名字不同但实际上是同一类药物。有些患者可能会将其当作不同的药物而同时服用,酿成严重后果。对此,一定要按医嘱服药,不要自行服药。

(6)患者要向医生了解所用的抗高血压药物有没有相互作用,特别是当同时服用几种抗高血压药物的时候,如果发现,应及时向医生提出并请医生及时调整。

（7）老年患者特别要注意，因为药物在老年人体内代谢慢，更容易产生药物的蓄积中毒。因此，老年人服用抗高血压药物要从小剂量开始，根据患者的情况逐渐增加药量。

（8）患者在服用抗高血压药物之前，应及时向医生说明自己有无药物过敏史，对于过敏的药物，在服用之前最好能够避开，以免出现药物过敏或其他问题，使病情复杂化。

133. 降压药的不良反应有哪些

所有的抗高血压药均有潜在的不良反应，所有的药品说明书上一般都会详尽地写明该药物的不良反应，但是并不是所有服药的患者都会出现药物的不良反应，而且发生不良反应的程度也轻重不同。

一般来说，医生给药的时候就会考虑到药物的不良反应，医生也会告诉患者可能出现的不良反应。所以，作为患者大可不必因为惧怕抗高血压药物的不良反应而拒绝服药，切忌因噎废食。

下面，我们就分类探讨一下各类降压药物所具有的不同个性的毒性反应和不良反应。

（1）利尿药类：临床上首选的也是最常用的降压药，如氢氯噻嗪、呋塞米、吲达帕胺等。这类药物是通过利尿的作用，排出血液循环中较多的水分，使血容量降低、心脏排出量下降而达到降压效果。不良反应有低血钾、高尿酸血症、高钙血症、高血糖和高血脂。利尿药还可引起机体的代谢紊乱，导致人体的糖耐量降低，使糖尿病患者的病情加重；也可使血中尿酸和肌酸水平升高，故高血压合并痛风时也不宜使用。另外,对肾功能减退的患者会有明显的不利影响。

(2)β受体阻滞药类:如美托洛尔、普萘洛尔等。此类药物的作用机制是阻断心脏的β受体,使心脏的收缩力下降,心跳变慢,心脏排出量下降,从而达到降压效果。因而,它的主要不良反应是可以导致患者心动过缓,诱发支气管哮喘、高血糖、高血脂等。虽然最近发现小剂量β受体阻滞药可治疗某些心力衰竭,但大剂量使用或使用不当的情况下可发生急性心力衰竭,危及患者的生命。

(3)钙离子拮抗药类:如硝苯地平、尼群地平、氨氯地平、非络地平缓释片、维拉帕米等。此类药物临床上使用比较广泛,它可以阻止钙离子进入心肌细胞,使心肌收缩力下降,外周血管扩张,而达到降压效果。其共同的不良反应是可产生面部潮红、头痛、心率加快、踝部水肿等不适症状。另外,此类药物按作用时间分为短效药和长效药两大类,长效药降压比较平稳,但价格较贵;短效药价格便宜,但降压波动较大,且会影响冠状动脉血液灌注,有诱发冠心病发作的可能,因此目前临床上已经不主张使用短效药。维拉帕米和地尔硫䓬类药物由于对心脏传导及窦房结功能有抑制,因此对心动过缓和房室传导阻滞患者不适宜用,有导致心脏骤停的可能。

(4)α受体阻滞药类:如哌唑嗪(降压新)、特拉唑嗪(降压宁)等。此类药物是通过选择性阻断人体α受体而达到降压效果。其最大的不良反应是服药过程中容易产生直立性低血压,也就是当服药者从卧姿、蹲姿或坐姿突然改变体位而站立时,血压瞬间下降,出现头晕、眼花、恶心、心慌、出虚汗等症状,有的甚至出现体位性休克、晕厥,尤其首剂服药时容易发生,因此首次服药时应在入睡前半量服用,并注意夜间尽量避免起床,改变体位时尽可能做到缓慢进行。此类药物还需注意禁用于活动性肝炎的患者,它可加剧肝脏的损伤,甚至有导致急性重型肝炎的可能。

(5)血管紧张素Ⅱ转换酶抑制药类:常用的药物有卡托普利、依那普利、贝那普利等。血管紧张素Ⅱ是一种可以使动脉血管强烈收缩而导致血压增高的物质,此类药物主要是通过抑制体内产生过多的血管紧张素Ⅱ,使人体的动脉血管处在扩张的状态,血压便会下降。服用此类药物的最常见的不良反应是刺激性咳嗽,尤以夜间睡前最为明显,以咽痒、干咳为主;也可引起血钾升高、血管神经性水肿、白细胞下降、低血糖等。对肾功能不全者会增加血尿素氮,所以肾功能减退者慎用。

(6)复合制剂:如复方罗布麻片、北京降压 0 号、复降片、珍菊降压片等。此类药物由于配方各有不同,而临床的不良反应也有所差异,其共有的是:头晕、精神抑郁、血脂异常等不良反应;珍菊降压片还会产生口干、头晕、便秘等不适;复方罗布麻片则容易导致直立性低血压等。

综上所述,各类降压药物都存在有不同程度的不良反应,同时也都会给服药者带来不同程度的不良反应。因此,人们在使用降压药物控制血压的时候,一定要了解和警惕降压药物的不良反应,合理用药,以求达到最佳的治疗效果,最少的不良反应。

134. 调脂药与降压药怎样联用

高血压合并高血脂者不宜选用 β 受体阻滞药及利尿药，因长期服用可引起血糖升高、脂代谢紊乱的不良反应，而应当采用长效钙拮抗药和转化酶抑制药。

高血压患者选用降压药时不能根据广告、周围的高血压患者的服药情况来决定自己吃什么药。得了高血压病必须去医院就诊，由医生根据病情进行诊断处方，合并有冠心病和高血脂的患者加用调脂药物也要注意药物之间的相互作用。

国家"九五"攻关课题 CCSPS 研究结果证明，血脂康能明显降低冠心病患者心脑血管事件及死亡。研究还证明，血脂康可以与 β 受体阻滞药、ACEI 降压药、钙拮抗药等降压药安全合用，长期服用血脂康安全性好，没有出现严重不良反应。

为了避免各种药物间不良的相互作用，高血压合并高血脂的患者应在医生指导下合理选用降压药，并且要选择对高血压患者更加安全的调脂药。

135. 心血管病患者用药为什么不要自选

目前，许多患有心血管病的患者，似乎久病成医，常根据自己的病况和别人的推荐，向医生索取处方药物，这对控制病情非常不利。现在控制高血压和降低血脂的药物种类很多，选择什么样的药物更有效、经济、安全呢？

处方药物必须结合患者的具体病情,由医生慎重选择,切勿自行选择药物。例如,很多人不仅三酰甘油高,同时胆固醇也很高,医学上称为混合型高脂血症,医生有时会开降三酰甘油的药物,有时又会开降胆固醇的药物。经常见到自己把两种药同时吃,殊不知这样会明显增加发生肌溶解症的机会,以及发生损害肝功能等并发症。有些药物不仅能把有害的低密度脂蛋白(LDL)降下来,同时还能提高对血管有益的高密度脂蛋白(HDL)。

他汀类药物不仅能够降低有害的低密度脂蛋白水平,还有稳定粥样斑块、抗炎和改善血管内皮功能等额外的功效。因此,他汀类药物已经被视为控制心血管病的常规用药。

目前,治疗高血压的首选药物,仍然是利尿药、β-受体阻滞药和血管紧张素转化酶抑制药(ACEI)、钙拮抗药等。这些药物经过长期的临床实验证明对大多数患者是有效的,可以减少心脏病发作、降低心力衰竭和脑卒中的发生率。研究表明,应用多年的老药物,治疗效果并不逊色于那些新出的"贵"药,而且这些传统老药价格也比较便宜,安全性很高。

136. 冠心病伴血压低怎样用药

关于冠心病的治疗,一般采取 A、B、C 方案,即阿司匹林、β受体阻滞药和他汀类降胆固醇药物治疗。阿司匹林常用剂量为 80 毫克,每日 1 次。β受体阻滞药的种类很多,他现在用的是美托洛尔,也是正确的,从小剂量开始,如果能够耐受,应该逐渐增大剂量,剂量越大心率越慢,一般以清晨起床时的心率维持在 60 次/分钟左右最好。他汀类药物的种类也很多,可以选用阿托伐他汀 10 毫克或辛伐他汀 20 毫克,每晚 1 次,口服治疗。经过 A、B、C 方案治疗后,如果还有心绞痛症状,就应增加硝酸盐制剂,如异山梨酯或欣康缓释片等。冠心病患者如果心肌存在严重缺血,血压也可能偏低,心肌缺血改善后,血压可以回升。

137. 服降压药为什么不用担心耐药性

很多高血压患者关心这样一个问题:高血压患者长期服降压药,会不会产生耐药性?

高血压患者必须坚持长期不间断服用降压药,日日服,月月服,年年服,不能随意停用。既然要长期服用,所以研究降压药的专家学者们早就考虑到降压药长期服用是否会产生耐药性的问题。市场上的降压药,都已经经过科学研究,如果长期服用会产生耐药性,则该降压药不能上市,国家的药品审查监督部门也就不会批准它生产。所以,人们不必担心这个问题。

有些患者开始服用一种降压药,血压得到控制,慢慢恢复正常,但是过了一两年后,血压升高了,这不是因为药物产生耐药性,可能是患者的病情发生了变化。因素很多,像有些地方四季变化明显,夏天高温时,血压有所降低,冬天寒冷时,血压有所升高。因此,应根据血压水平,在医生的建议下,可调整降压药的品种和剂量。

使用降压药的原则如下:

（1）从最小有效剂量开始以减少不良反应的发生。如降压有效但血压控制仍不理想，可视情况逐渐加量以获得最佳的疗效。

（2）推荐使用每日 1 次、24 小时有效的长效制剂，以保证一天 24 小时内稳定降压。

（3）单一药物疗效不佳时不宜过多增加单种药物的剂量，而应及早采用两种或两种以上药物联合治疗。

（4）判断某一种或几种降压药物是否有效及是否需要更改治疗方案时，应充分考虑该药物达到最大疗效所需的时间。在药物发挥最大效果前不要急于改变治疗方案。

138. 哪些药物让心律不再失常

（1）胺碘酮：又称乙胺碘呋酮，是一种作用极其广泛、疗效尚佳的抗心律失常药物，可以治疗多种心律失常，并且是首选药物。它可用于预防复发性致命性快速心律失常，如室性心动过速及室颤；对于单纯室上性心动过速、快速房颤、房扑均有明显疗效。胺碘酮的药物特点就像一个慢性子的人一样，它不但吸收慢而且排泄也慢。

胺碘酮也有其药物不良反应。它可致心动过缓，促心律失常很少发生，偶尔发生尖端扭转性室性心动过速。胺碘酮还有可能导致肺纤维化，但这个不良反应对于每日用量小于 300 毫克的患者来说很少发生。另外，胺碘酮还可以使丙氨酸氨基转移酶升高，个别可导致肝硬化；光过敏，角膜色素沉着；甲状腺功能亢进和甲状腺功能减退；胃肠道反应等。

如何使用胺碘酮？由于胺碘酮起效较慢，为了加速胺碘酮的起效，患者可在服用胺碘酮开始时即给予大剂量（即负荷量），使药物在短时间内达到有效的药物浓度。负荷量可从600～1400毫克/日，服用2～21日，然后再使用维持量；维持量通常为200～600毫克/日，甚至更小的剂量。

（2）奎尼丁：奎尼丁主要用于慢性心房纤颤和心房扑动，使其转为窦性心率，对室上性、室性心律失常均有效。它还可以转复房颤、房扑成为窦性心律。虽然奎尼丁的治疗范围较广，但其治疗心律失常的药物浓度和中毒浓度接近，有危及生命的不良反应，使用时要严密监测。目前，奎尼丁已逐渐被胺碘酮取代。

奎尼丁起效较慢，从体内排除的时间亦较长，如果快速增加剂量用以转复房颤，便会导致中毒。

对于有低血钾、QT间期延长、有过尖端扭转性室速的患者不宜使用奎尼丁，因为这时使用奎尼丁会加重病情，使病情恶化。另外，奎尼丁在小剂量或正常剂量时也可能诱发奎尼丁晕厥。因此，为了避免低血压发生，使用奎尼丁时要定期复查心电图，严密观察心电图的变化，还要复查血钾和监测血压。

（3）美西律：又称慢心律，具有局麻、抗惊厥及抗心律失常作用，常用于治疗室性心律失常及对其他药物无效的心律失常，是目前治疗室性早搏最常用的药物之一。

美西律具有恶心、呕吐、嗜睡、心动过缓、低血压、震颤、头痛、脑晕等不良反应，因此首次用量要小，在2～3日增加剂量至发挥疗效或出现可以耐受的不良反应。其使用剂量为100～200毫克，每8小时1次。对于肾功能异常、心力衰竭和肝功能异常者,应相应减少剂量。

(4)普罗帕酮:普罗帕酮(心律平),应用非常广泛。它常被应用于治疗各种类型的室上性和室性心律失常。它不仅可以有效控制室上性心动过速和旁路所致的折返性心动过速,而且对房颤、房扑的转复也十分有效,并可用于维持转复后窦性心律。

(5)普萘洛尔:普萘洛尔(心得安)属于非选择性β受体阻滞药。非选择性β受体阻滞药主要用于治疗各种快速心律失常。对电转复后窦性心律的维持与奎尼丁相同,另外它还用于预防运动晕厥。

常见的不良反应与β受体阻滞药和QT间期延长有关,它可出现心动过缓、低血压现象;有的出现疲乏、头晕,头痛、支气管痉挛等,对于心率偏慢的患者应慎用。

(6)阿替洛尔:阿替洛尔(氨酰心安)主要用于治疗窦性心动过速或轻度高血压。阿替洛尔不宜用于缓慢性心律失常,心功能不全者慎用。

(7)维拉帕米:又称异搏定,对于室上性心动过速,减慢房颤、房扑的心律有效。

维拉帕米的不良反应表现为对肝功能的损害,因此服用的时候要定期复查肝功能。另外,维拉帕米可加强β受体阻滞药的作用,那些心功能不全的患者使用时要特别注意。维拉帕米可增强地高辛药物浓度,对于服用地高辛的患者应适当减少地高辛的剂量。

(8)莫雷西嗪:又名乙吗噻嗪,用于治疗室性和房性期前收缩,对阵发性室上性心动过速和阵发室性心动过速有效。

主要的不良反应为头晕、口干、胃肠道不适,对传导功能差及肝肾功能不全的患者有轻度影响。

139. 服用抗心律失常药物注意事项有哪些

使用抗心律失常药物时要注意以下事项:

(1)使用某一抗心律失常药物之前,要注意以下几点:必须慎重考虑该药对患者的危害性及有效性,尤其要考虑药物的危害性,包括不良反应、致心律失常作用,以及对传导功能的影响,是否会加重心力衰竭等。只有在医生的严密监测和患者自己的细心观察下服用抗心律失常药物,才能使抗心律失常药物安全、有效地发挥作用。

(2)患者要向医生了解所用的抗心律失常药物有没有相互作用,特别是当同时服用几种抗心律失常药物的时候,应及时向医生提出并请医生及时调整。

(3)患者对于自己服用药物的剂量也要做到心里有数。不仅是平时常规服用的剂量,药物的最大剂量也应向医生询问清楚。切忌在开始服用常规剂量无明显效果后,患者自己擅自加大药物剂量,这无疑是非常危险的。

(4)合理选择药物剂型。通常对一些长期或慢性的心律失常,最好选用口服药,大多安全有效。如果患者起病较急,如突发的室性和室上性心动过速,则应尽快选用静脉注射的药物为佳。患者要知道这些处理原则,积极配合医生的治疗。

(5)老年患者特别要注意,因为药物在老年人体内代谢慢,更容易产生药物的蓄积中毒。因此,老年人服用抗心律失常药物要从小剂量开始,根据情况逐渐增加药量。

(6)患者在服用抗心律失常的药物之前,应及时向医生说明自己有无药物过敏史。对于过敏的药物,在服用之前最好就能避开,以免出现药物过敏或其他问题,使病情复杂化。

140. 中西医结合治疗冠心病的方法有哪些

西医把冠心病分成5种类型:①无症状型冠心病。②心绞痛。③心肌梗死。④缺血性心肌病。⑤猝死。冠状动脉是环绕在心脏上的一个王冠似的动脉,它供给心脏日夜不停跳动所需的血液、氧气。冠状动脉硬化的早期是动脉内膜的损伤,逐渐发展可形成明显硬化的纤维斑块,造成供给心脏做功的血流减少,导致心肌供血不足,从而引起心绞痛,如果受到寒冷、劳累、情绪等影响,还可以引起冠状动脉痉挛,冠状动脉痉挛也会造成心脏供血不足,引起心绞痛。如果冠状动脉完全被阻塞,就会引起心肌梗死。

中医把冠心病归为络脉病变,分为5个阶段,即络气郁滞、络脉瘀阻、络脉绌急、络脉瘀塞、络息成积。这5个阶段恰好与冠心病的发生发展相吻合,络气郁滞相当于冠状动脉的内皮功能障碍,它会影响心脏的供血供氧。络脉瘀阻相当于冠状动脉硬化、血栓形成,它会造成心肌供血不足,络脉绌急类似于冠状动脉痉挛,常常引起心绞痛。络脉瘀塞相当于冠状动脉的堵塞,造成心肌梗死。络息成积反映了心肌梗死后心脏扩大变形、心室重构。所以说心络不通的每个阶段都可以引起冠心病。

中医学认为,要想彻底防治冠心病,就必须从血液、血管和心脏三方面着手。以络病学理论为指导的代表药——以疏通心络,创造性地运用5种虫类通络药为主组方,而且通过大量研究证实,通心络胶囊拥有独特的血液保护、血管保护和心脑缺血保护三重保护作用。

冠心病病情复杂,每个冠心病患者的病情都有自己的特点。如何选择药物,选择中药还是西药,一是要由有经验的医生来决定,二是根据患者的意见。需要指出的是,冠心病的治疗应以饮食生活习惯的改变及调脂治疗为基础,配合中药或西药治疗。但有3点可以肯定,选对生活方式预防疾病,选对饮食不得病,选对药物可以减轻疾病带来的痛苦,甚至达到完全康复。

141. 用药不当能诱发冠心病吗

(1)阿司匹林:由于它有抗血小板聚集作用,被冠心病广泛应用于预防脑血栓形成和心肌梗死。但研究结果表明,若用的剂量过大,每日超过7克,可抑制前列腺素的合成,而诱发冠状动脉痉挛加重,致心绞痛发作。因此,冠心病患者应用阿司匹林,剂量宜小不宜大。

(2)普萘洛尔、硝苯地平及硝酸甘油:它们是治疗心绞痛或高血压、心律失常的常用药。但因普萘洛尔可引起冠状动脉痉挛;硝苯地平能致心肌耗氧量增加、冠状灌注压降低;硝酸甘油能使冠状动脉血管收缩、血流减少。所以,若普萘洛尔用量过大或久用骤停,可致心绞痛加重,甚至会引起急性心肌梗死;硝苯地平应用时量要适当,停药时应逐渐减量;硝酸甘油用量不宜过大,可用可不用时,则不要使用。

(3)多巴胺、肼屈嗪及哌唑嗪:多巴胺用于治疗各种低血压和休克,但因能使冠状动脉血流量下降,血压升高,心肌耗氧量增加,导致心肌缺血,诱发心绞痛。因此,使用时剂量应从小逐渐增大,速度亦应由慢到快。肼屈嗪广泛应用于治疗高血压,不过,本药能使心率增加,致心肌耗氧量增加,可诱发心绞痛及心肌梗死。如与普萘洛尔合用,可减少上述不良反应的发生。哌唑嗪是 α 受体阻滞药,可致心率加快,血压下降,心肌耗氧量增加,而致心肌缺血,若与 β 受体阻滞药(普萘洛尔等)合用,可减少此不良反应。

(4)其他:还有冠状动脉扩张剂双嘧达莫、心肺复苏常用的肾上腺素、抗心力衰竭的洋地黄、治疗糖尿病的胰岛素等常用药,也有引起心绞痛的报道,在应用时也应注意。

142. 心脏病患者如何合理选药

急性发作期:心绞痛等急性发作,必须迅速急救处理,此时应遵循"急则治其标"的原则,采用硝酸甘油等以"通"为主的药物或方法。

缓解期:急性发作后进入缓解期,此时应遵循"标本兼治"的原则,即"通"类药物和以"养"为主的药物同时使用或交替使用。

稳定期:冠心病经过综合治疗,病情得以改善,症状得以缓解,无明显的胸闷、胸痛、心悸等症状,并且在较长时间不再发作。但是千万注意,此时病情虽平稳,但仍未完全治愈,故仍应坚持服药,以巩固疗效。同时在治疗上应遵循"缓则治其本"的原则,选用"以养为主"的药物巩固疗效,防止病情恶化,从而逐步减少甚至避免急性症状的反复发作。

143. 服硝酸甘油需掌握哪些方法

硝酸甘油是治疗心绞痛的特效药、常用药,用于临床治疗心绞痛也已有一个世纪的历史。但使用不当非但不能治病,还会引发心绞痛。硝酸甘油能有效制止心绞痛发作,起效快,疗效确定。舌下含化易被口腔黏膜吸收,可避免对肝脏的影响。

冠心病患者都知道,当心绞痛发作时,可采取含服硝酸甘油片的方法来缓解疼痛。但有些患者将药片放在舌面上含在口中,这种方法是错误的。正确的方法是舌下含服(硝酸甘油片 0.5 毫克/次,速效救心丸 10～15 粒,必要时重复应用)。舌下含服的生物利用度为 80%,而口服仅为 8%,含服 1～2 分钟起效,可维持 20～30 分钟。

144. 为什么说降脂药不良反应没那么可怕

临床中发现,很多患者认为降脂药不良反应很大,对肝肾都有毒。觉得血脂尽管高点儿,但没有症状,还是不吃药为好。其实,就目前最常用的他汀类降脂药来说,大多数人对它的耐受性良好,通常只有 0.5%～2.0% 的病例发生肝脏丙氨酸氨基转移酶升高。减少药物剂量后,常可使这些人升高的丙氨酸氨基转移酶下降。如果患者尤其是联合用药的患者肌酸激酶(CK)高于正常值上限 2 倍以上,则应慎重考虑,予以减量或停药、随访。

那么,降脂药物有哪些常见不良反应?

(1)苯氧芳酸类:代表药有氯贝丁酯、非诺贝特、吉非贝齐等。该类药可降低三酰甘油和胆固醇,但以降低三酰甘油明显。其排泄主要经肾,少量由胆汁排出。不良反应主要有恶心、腹胀、腹泻;嗜睡、乏力、脱发、白细胞减少;皮疹、瘙痒;偶有肌无力、肌痛、肌痉挛、阳痿、血丙氨酸氨基转移酶升高等。

(2)他汀类:代表药有洛伐他汀、美伐他汀。该类药有降低三酰甘油和胆固醇的作用,但以降低胆固醇作用最明显,为目前防治冠心病的最佳类药物。不良反应有头痛、失眠、短暂性大便习惯改变、恶心等,多在长期应用时出现,短期少见。此类药在与吉非贝齐合用后会产生较严重的不良反应,轻者肝功能损害、肌肉酸痛,重者出现横纹肌溶解、黑尿、肾功能损害等。

(3)激素类:代表药有羟加烯龙、氧雄龙和右甲状腺素钠,二者降胆固醇作用明显。其中前者为蛋白同化激素,不良反应有男性化、月经紊乱、水肿、丙氨酸氨基转移酶增高、前列腺肥大、孕妇忌用。后者为甲状腺素制剂,不良反应有类似甲亢症状(心悸、震颤、烦躁、易激动、出汗)、心律失常;皮疹、瘙痒;孕妇、乳母慎用;冠心病、心功能不全、心律失常、高血压、肝肾功能不全者禁用或慎用。

(4)不饱和脂肪酸与磷脂类:代表药有亚油酸、多烯康。

不良反应较少，少数患者可出现食欲增加、尿频、口干、恶心等，与对胃肠道刺激有关，个别有出血倾向者多烯康不宜。

（5）阴离子交换树脂类：代表药有考来烯胺、降胆葡胺，以降低血中胆固醇为主。长期应用易引起脂肪吸收不良，大剂量有胃肠道不适、腹泻等。

（6）甾体类：代表药有谷固醇、熊去氧胆酸，主要降低血中胆固醇。不良反应有食欲缺乏、胃肠痉挛、腹泻等。

（7）烟酸类：代表药有烟酸、阿昔莫司，为扩张血管药，有一定的降胆固醇和三酰甘油作用，较弱。主要不良反应有皮肤红斑、热感、瘙痒，溃疡病禁用（容易出血），孕妇、乳母慎用。

其他类：藻酸双酯钠为减低血黏度药，易致出血，有一定的降脂作用。不良反应有上腹部不适、皮肤潮红、黏膜肿胀感、恶心、头晕、心悸，有出血和肾功能不全者禁用；泛硫乙胺，可明显改善脂质代谢，有一定降脂作用，可升高血中高密度脂蛋白含量，不良反应有腹泻、食欲缺乏、腹胀等；糖苷酶，有出血倾向者忌用；联苯吡咯，降低血中胆固醇，不良反应有食欲缺乏、恶心、呕吐等；弹性酶，调脂作用范围广泛、强度差，无不良反应。

此外，还有些人在血脂降至正常后，就会停止降脂药物的服用，这是非常错误的。高血脂是一种血脂代谢紊乱疾病，通过服用降脂药物，血脂可以长期控制在正常范围内，但并不是说高脂血症就治愈了。一旦停药，血脂会再次升高。对于调脂药，目前并没有证据表明血脂达标后可以减量或停药。临床观察显示，达标后降脂药减量往往会引起血脂反弹。因此，只要没有特殊情况，如出现严重或不能耐受的不良反应,就不应减量或停用降脂药。

145. 怎样防止阿司匹林对肠胃的不良反应

每天服用 100 毫克的阿司匹林可以有效预防心肌梗死、心绞痛和脑梗死的发生,但对于有些人来说,服用阿司匹林容易出现肠胃不舒服,影响了阿司匹林的作用发挥。

确实,对于本身具有消化道疾病的患者(如溃疡病等),服用阿司匹林时需谨慎并要咨询医生。普通阿司匹林或者泡腾片,在胃内即溶解,对胃黏膜有刺激作用,而肠溶片只在肠道的碱性环境下溶解。所以,选择阿司匹林肠溶片,是减少肠胃不良反应的第一关。服药时间也会决定不良反应的大小。如果服用的是阿司匹林肠溶片,最好在饭前服用,药物会迅速进入肠道。而剂量的多少也会影响反应的大小,每天 100 毫克是合适的剂量,剂量过高不良反应增加,过低则不能产生治疗效果。

如果高血压患者合并有溃疡病、严重肝病等,为了减少不良反应,需慎用阿司匹林。另外,由于布洛芬等药物能减弱阿司匹林的作用,尽量避免二者合用,或者在服用布洛芬前先服用阿司匹林。

对于高血压患者合并下述任一危险因素或疾病(冠心病、脑梗死、动脉粥样硬化),建议长期服用阿司匹林。

146. 停服阿司匹林为什么要慢慢来

胃灼热、恶心、胃痛……有的人服用阿司匹林一段时间后,发现胃肠道反应便匆忙停药。对此,长期服用阿司匹林防治心脑血管病的患者,可不要匆匆停药,一定要慢慢来。

阿司匹林能降低血液的黏稠度,使血液长期处在低凝状态,血药浓度大致要持续 7～10 日。如果突然停药,血凝程度骤增,很容易诱发血栓,导致病情加重。出现严重的胃肠道反应,可根据病情采用替代药物治疗,千万不能突然停药。

如果以每天服用剂量为 100 毫克计算,减药次数最好是 1 周 1 次,每次减量 1/4,即 25 毫克,这样的减药方法需维持 1 个月左右,之后逐渐停药。

其实,缓解高血压、冠心病、高血脂患者因服药导致的胃肠道不适,还有一个办法,就是将服药时间改在早晨,因为阿司匹林药效释放过程较慢,可能作用一整天时间,而此间正常的三餐饮食,在一定程度上能减少药物对胃肠道的刺激。

另外,服用阿司匹林时,如果配点维生素 A,同样能较好地减轻其对消化道的刺激。与维生素 K 同服,则可防止出血倾向。如果胃部已有轻微病变,服用阿司匹林时,可以同时吃一些保护胃黏膜的药物。

阿司匹林一般不宜与维生素 B_1、激素类药、吲哚美辛、保泰松合用,以免对消化道产生更强的刺激作用。

需要注意的是,患流感的孩子如果服用阿司匹林,出现呕吐、发热、头痛及行为异常时,最好不要再服用,可用对乙酰氨基酚代替。

147. 为什么发现脑卒中患者别着急喂药

很多人都知道遇到脑卒中患者要抓紧时间抢救,但在抢救时,患者身旁的人要特别注意,不能随便给脑卒中患者吃药。按脑血管损害性质不同可分为出血性脑卒中和缺血性脑卒中两大类。两类脑卒中性质不同,治疗也各异。

一是出血性脑卒中:包括脑出血(脑溢血)和蛛网膜下隙出血,主要由于脑血管硬化,脑血管管壁损伤,厚薄不均,当血压急剧升高时,引起脑血管破裂而出血。在冬季由于寒冷,血管痉挛,血压增高较夏季明显,容易产生脑出血。一旦出血,需绝对卧床,尽量减少再出血,使血肿不再扩大,减少脑组织损伤。但要明确出血还是缺血,需速送医院 CT 检查,明确诊断。

二是缺血性脑卒中:包括短暂性脑缺血发作、脑血栓形成及脑栓塞。短暂性脑缺血发作也称小卒中,由于一过性脑缺血可产生瘫痪、麻木、失语等症状,但只持续几分钟至数小时,迅速恢复,一般不超过 24 小时,但间隔一定时间可反复发作。小卒中是脑卒中的危险信号,千万不能被症状的迅速恢复所迷惑,尤其是已有多次发作者,必须尽快到医院治疗。如果不积极治疗,约有 1/3 的患者将在短期内发展到脑梗死,肢体完全瘫痪。但如治疗及时且不再发展,完全没有后遗症。因此,发现脑卒中患者时绝对不可擅自用药,以免造成严重的后果。

148. 哪些脑梗死患者可以溶栓治疗

脑梗死多数为血栓性或血栓栓塞性。脑梗死 80% 存在阻塞性血凝块。

脑细胞死亡以时间依赖方式进展，同时取决于脑缺血的持续时间和严重程度。脑梗死在发病最初数小时内迅速进展，在有限的时间窗内给患者进行有效溶栓治疗，以取得最好的预后。

急性脑梗死溶栓治疗分为通过静脉和动脉两种途径给药。能够静脉溶栓的适应证如下：

（1）患者年龄在 18～80 岁。

（2）临床已明确诊断脑梗死，且有神经功能障碍。

（3）脑梗死症状开始时间到溶栓时间≤3 小时。

（4）症状持续 30 分钟，经治疗无改善的。

（5）患者没有严重的肝肾功能不全。

（6）患者及家属对溶栓的收益和风险应充分了解并同意的。对大动脉闭塞造成的严重脑卒中患者，或者静脉溶栓失败的患者可以考虑动脉溶栓。

149. 脑梗死患者需要长期服用调脂药吗

脑梗死的主要致病原因是动脉粥样硬化性斑块破裂导致血栓形成。因此，抗动脉硬化治疗非常重要，血脂异常是导致动脉硬化的主要危险因素，许多研究表明，他汀类降脂药物不仅能调脂，同时能减缓动脉粥样硬化的进展、稳定动脉粥样硬化斑块、预防斑块破裂、抑制血管炎症反应。因此，脑梗死患者不论血脂水平高低，只要没有禁忌证均应长期使用他汀类降脂药物（即使检查血脂正常）并坚持长期服用。但需要注意其不良反应，如肝功能和肌肉损害，定期检查肝功能和心肌酶。

150. 哪些脑梗死患者需要服用华法林

由于房颤患者心房内易产生附壁血栓，血栓脱落后栓子阻塞在血管，如阻塞在脑动脉即发生脑栓塞，且脑栓塞易反复发作。

华法林是抗凝药，有预防附壁血栓形成的作用。有房颤基础病的脑梗死患者应该使用抗凝药，在房颤患者中，口服抗凝治疗无论是对脑卒中的一级预防还是二级预防都很有效。已经发生过脑卒中的患者在以后发生心源性栓子所致栓塞的危险很高。对于最近有过 1 次脑卒中或短阵脑缺血的房颤患者，建议长期口服抗凝药治疗，从小剂量开始，逐渐增加剂量。在使用过程中应监测凝血功能，并注意出血倾向。

151. 为什么说脑血管病患者宜清晨服药

研究表明，脑血管疾病最常发生在清晨时分。研究人员对约 1 600 名缺血性脑卒中患者进行了调查，结果发现，脑卒中最常发生的时间是清晨 8 时左右，而晚上 11 时最少发生。一天之中脑卒中发生的第二个高峰时间是晚上 8 时左右,但是,在这一时间脑卒中的发病率低于清晨。因此,每天清晨服药可以针对性地治疗在清晨血压的自然升高,将能够减少脑血管疾病的发生。

152. 脑出血后多长时间可以考虑抗凝治疗

有脑出血病史的患者如何进行抗凝治疗是临床医生面临的最困难的问题之一。在这种情况下,有几种关键变量需要考虑,包括脑出血类型、患者的年龄、复发性出血的危险因素及抗凝治疗的指征。复发性出血风险必须与缺血性脑血管事件风险应相互权衡。

(1)对于脑出血、蛛网膜下隙出血(SAH)或硬膜下血肿患者,在出血后至少1~2周的急性期内,必须停止应用所有抗凝药和抗血小板药物,应立即应用适当的药物(如维生素K、新鲜冷冻血浆)迅速逆转抗凝作用。

(2)对于脑出血后不久需要抗凝治疗的患者,静脉应用肝素可能比口服抗凝治疗更为安全。3~4周后,在严密监测并维持 INR 于治疗范围内的情况下,可重新开始口服抗凝药物。

(3)特殊情况:对于蛛网膜下隙出血,只有在破裂动脉瘤得到根治时才能重新进行抗凝治疗;对于脑叶出血或MRI 发现微出血和怀疑为淀粉样脑血管病的患者,如果需要重新开始抗凝治疗,复发性脑出血的风险可能很高;对于出血性梗死的患者,根据具体临床状况和潜在的抗凝治疗指征,方可继续进行抗凝治疗。

153. 得了脑梗死同时服用叶酸好吗

与国外比较,我国脑卒中的发病率比冠心病发病率要高。除了高血压及遗传因素外,我国高同型半胱氨酸血症发生率高也是重要原因之一,这主要与种族因素有关。高同型半胱氨酸血症可以增加脑卒中的发生率和复发率,应引起足够重视。

研究表明,血浆同型半胱氨酸含量与脑卒中的发病风险呈正相关,通过增加叶酸的摄入量可以降低同型半胱氨酸水平。所以,高血压患者,特别是合并脑梗死的患者应该检测同型半胱氨酸水平,如果增高,应该补充叶酸及 B 族维生素。

第五章　心脑血管病的急救护理

154. 眩晕时为什么要快卧倒

对于患有心脑血管病的老年人来说,眩晕是一种经常发生且不可忽视的症状,因为它可能使人处于很危险的境地。那么,当出现眩晕时该怎么办?最佳的处理办法就是赶快卧倒。

引起眩晕的原因很多,如高血压、颈椎病、脑供血不足,还有脑出血、脑梗死或眼、耳疾病等,其中以脑供血不足最为常见。当脑供血严重不足时,体位一旦改变,患者就可能发生眩晕,此时立刻平卧或半卧,可以使脑供血增加,缓解眩晕症状。有一部分颈椎病患者也会因颈椎增生压迫血管而引起眩晕,此时也应立即平卧。对于这样一时性的脑供血不足,平卧是很有效的应急措施。此外,一部分小脑周围梗死患者,也会因脑供血不足导致脑血流平衡失调,从而出现眩晕,但平卧在这时就未必有效了。因为脑梗死属于持续性脑供血不足,应赶紧治疗原发性疾病。

在眩晕急救时人们存在误区,即当有人意识不清摔倒时,有些人会拼命地想把患者扶坐起来。这样其实很危险,会加重患者脑供血不足。遇到这种情况,应让患者平卧后再解开患者的衣领和裤带,以增加脑供血量。此外,还应检查心跳,做相应的按压抢救。

155. 为什么有期前收缩时用药莫急

正常人群中 70%～80% 的人会有偶发性期前收缩,这是心脏自身调节的一种手段,并非病理现象。期前收缩发生的原因常见的有劳累、激动、食物刺激等,并非出现期前收缩就一定要治疗,避免这些诱因,期前收缩就可减少或消失。对于期前收缩多少与心跳快慢没有明显关系的老年人,调整心率和改善心肌供血就可以了,不能动不动就用抗心律失常药。这类药多数有明显的不良反应,有的药本身就可能引起心律失常。

偶发性期前收缩,对血液循环的影响不大,尤其是并非由其他疾病引起的,期前收缩本身亦非严重疾病,一般不必治疗,所以患者应消除思想顾虑,保持乐观情绪。

频发性期前收缩,尤其在心脏病基础上可能演变为严重心律失常,或可能导致心绞痛与心力衰竭的,应注意治疗。可以缓解期前收缩的药物很多,如普萘洛尔、维拉帕米、美四律、胺碘酮、奎尼丁、普鲁卡因胺等,这些药的药性多较剧烈,应在医师的指导下服用,治疗应有耐心,不要频繁地换药,待期前收缩控制后,仍需用少量药物维持,以免病情反复。药物治疗无效的频发期前收缩,患者无法耐受,或有一定恶性程度,可做射频消融治疗,部分患者可获根治。对于找不到病因的频发期前收缩,可能很早以前就已发生,许多患者已经习惯,经医生评价为良性者,可以不必治疗。

出现期前收缩时不必过于紧张,请医生进一步检查期前收缩原因,评价期前收缩的严重程度。如果能找到期前收缩原因,只要将诱发期前收缩的原因去除,治好诱发期前收缩的疾病,期前收缩便可逐步消除。如果无法找到期前收缩原因,请医生决定是否需要对期前收缩进行治疗。绝大部分期前收缩的患者预后都是良好的。

156. 血压骤然升高为什么别慌张

高血压患者常因许多比较明显的诱因而突然出现高血压急症,且多半在家中发生。如果家庭成员中有中老年高血压患者,一般应配备听诊器、血压计、常用降压药和硝酸甘油制剂等心血管病急救用品,有条件的还可添置氧气袋以备急救之需。一旦发病,患者及家庭要及时采取正确的急救措施,这可为抢救患者的生命赢得宝贵的时间。

(1)高血压危象:因血压骤然升高而出现剧烈头痛,伴有恶心、呕吐、胸闷、视力障碍、意识模糊等神经症状。此刻家人要宽慰患者,使其心身安静,嘱其卧床休息,适当给予地西泮等镇静药,并立即采取降压措施,选用复方降压片等,还可加服利尿药,尽量将血压降到一定水平。对意识模糊的患者要给予吸氧,症状仍未缓解时,需及时护送患者到附近医院急诊治疗,同时进一步查清高血压危象的原因和诱因,防止复发。

(2)心绞痛:高血压患者如果有明显的冠状动脉粥样硬化,可以发生心绞痛。发病多因情绪波动、劳累或过度饱餐,症状为胸前区阵发性疼痛、胸闷,可放射于颈部、左上肢,重者有面色苍白、出冷汗等,历时 1～5 分钟。这时家人要马上让其安静休息,并在舌下含硝酸甘油 1 片,同时给予氧吸入,症状可逐步缓解,若尚不能缓解应立即备车迅速送医院急救,以防耽误病情。

高血压患者应坚持服药治疗,并经常到医院监测血压变化,及时调整药物剂量。平常应合理安排工作和休息,不宜过劳,保证充足睡眠。戒除烟、酒及高脂饮食,避免情绪产生较大的波动。

157. 高血压患者的生活护理有哪些

(1)生活起居规律,劳逸结合,睡眠充足,根据病情与体质状况进行适量、有益的体育锻炼。有头晕等症状时应卧床休息。

(2)保持心情舒畅,避免精神紧张和情绪激动,消除恐惧、忧虑、悲观等不良情绪。

(3)饮食宜清淡,低热能、低脂肪、低盐、易消化;多吃新鲜蔬菜与水果、少食辛辣;忌烟、限酒;保持大便通畅。

(4)定期测量血压,有条件的家庭最好自备血压计。

(5)坚持服药,不得随意停药。血压基本稳定者,应在医生指导下调整药量。

158. 心力衰竭患者的科学防护方法有哪些

心力衰竭患者应采用科学的手段自我保护,这是延缓病情进展、防止病情恶化的关键。患者要尽量做到以下几点:

(1)控制引起心力衰竭的疾病:高血压容易引发心力衰竭,高血压患者应坚持服用降压药,长期将收缩压及舒张压控制在正常范围,减少心力衰竭发生的危险。

(2)预防呼吸道感染等可促发心力衰竭的因素:已有心力衰竭病症但病情稳定的患者若发生呼吸道感染,则非常容易使病情急剧恶化。因此,在感冒流行季节或气候骤变的情况下,患者要减少外出,出门应戴口罩并适当增添衣服,患者还应少去人群密集之处。

(3)做一些力所能及的体力活动:控制活动量,切忌活动过多、过猛,更不能参加较剧烈的活动,以免心力衰竭突然加重。不让情绪过于兴奋波动,还要保证充足的睡眠。

159. 脑血管病患者出院后怎样自我调理

脑血管病患者急性期经医院治疗,病情稳定出院后,脑血管病仍有再次发作的可能,而且大多数脑血管病患者仍留有部分功能障碍,因此出院后应学会自我调理。

(1)注意休息、生活规律、适当运动:根据患者年龄、体力、病情及并发症等情况,选择适合自己的运动方式,加强受损部分的功能锻炼。

(2)控制情绪:避免情绪激动、精神紧张,学会放松,避免不良刺激。因为精神紧张可使患者血中儿茶酚胺、肾上腺素等血管活性物质分泌增多,使血管收缩,血压升高,从而导致脑血管病的复发。

(3)节制饮食,控制体重:饮食以清淡为宜,多进食蔬菜、水果和含纤维素较多的食物,糖尿病患者要严格控制饮食和血糖,戒烟戒酒。

(4)注意防寒,避免受冷:寒冷可导致患者血管痉挛,血液中纤维蛋白增加,血糖黏稠度增高,极易诱发脑血管病复发。

(5)按时用药,定期复查:高血压病、糖尿病患者要规律用药,在控制血压的基础上应用抗血小板聚集药物,如阿司匹林等,但脑出血患者要想血肿完全吸收,病情稳定,应在医生指导下服用预防脑血管病复发药物,定期去医院复查,及时控制危险因素。

(6)预防复发:由于脑血管病有很高的复发性,所以应了解脑血管病的发作先兆及脑血管病的表现,早发现、早治疗,以免延误时机。

160. 脑血管病的家庭急救方法有哪些

随着人们生活水平的提高、社会活动节奏的加快及人口老龄化,脑血管意外越来越成为常见病、多发病,是老年人三大死因之一。

脑血管意外分为出血性及缺血性两类。脑出血多发生于情绪激动、大量饮酒、过度劳累时。发病前少数人有头晕、头痛、鼻出血等先兆症状，往往是突然晕倒，迅速昏迷，面色潮红、口眼歪斜、目光呆滞、言语不利、偏瘫、小便失禁等，部分患者还出现喷射状呕吐。

短暂性脑缺血发作、脑血栓形成、脑栓塞都属于第二类，一般多发生在睡眠或安静状态下，患者常有头痛、头晕、肢体发麻、沉重感或不同程度的瘫痪。由于脑血管疾病大多起病急，发展快，病情重，且在家中发生居多，若抢救不及时或措施不当，病情很快恶化，危及生命。

在此情况下，给予适当、及时的家庭现场急救至关重要。

（1）有了症状不硬扛：对于心脑血管病患者来说，发病也没关系，就是千万别耽误。也就是说，如果真的有症状了，就应该及时到医院看病。现实生活中，这样的教训很多，也让人痛心。有一个银行行长，在夜里2点钟胸骨后非常不舒服，但说不清楚，好像是憋气、呼气困难。这时他想和夫人说说，又想到夫人一天到晚很忙，不好意思去叫醒她。后来要打电话叫单位的车送他上医院，又觉得人家司机挺累的，不好意思去叫。一直到早上7点钟，才把夫人叫醒，说很难受。等司机再来送他们到医院的时候，已经上午9点钟了，再一检查已经是心肌梗死出现了。在很多因为延误导致了严重后果的案例里面，有一个共同特点，就是他们太考虑别人的情感和自己的情感体验，就是不想打扰别人，而不相信自己的判断。有的患者明明知道自己情况严重，但他还是选择了走路、骑车，这就延误了宝贵的时间。这个时候就不要考虑太多情面的问题了。我们知道，心肌梗死后，心壁细胞坏死得很快，时间是非常宝贵的。从出现症状后立即到医院,3 小时之内打上溶栓药,效果就有 70%～80%;拖到 6 小时,就只有 40%～60%;到 6 小时以上,只有 1/3 有效了;到了 12 小时以后就无效了。因此这个时候,每一分钟都是宝贵的,每一分钟都不能拖。

(2)院外急救时间关系重大:从发病到送至指定医院治疗的这段时间称为院外急救时间,是脑卒中患者能否得到早期治疗、降低病死率、病残率的关键。能否快速到达医院,与患者联系的医疗机构有很大关系。其中,通过拨打 120 急救电话到达医院者最快,由急救中心救护车直接护送到有溶栓条件的医院可减少许多中间环节,是缩短脑卒中患者延迟送诊最主要的人为因素。

161. 脑卒中急救四种误区是什么

误区一:惊慌失措——缺乏对脑血管病的认识,一遇到紧急情况,或惊叫,或悲哭,茫然不知所措。

误区二:野蛮搬运——有的患者家属为"抓紧"时间,抱起患者或背扛起患者就往医院跑,殊不知,这样的运送方式往往会加重病情。

误区三:错误应付——只顾及喊人回来帮忙或忙着把患者搬上床,还有的人盲目给患者喂水或饮料。

误区四:舍近求远——脑卒中患者早期处理一刻千金,必须分秒必争,有的家属只顾到有名气的医院而延误抢救时间。

162. 脑卒中报警症状及正确抢救要素有哪些

脑卒中"即时行动"专家报告将"报警症状"及处理概括为"5s与6R",用"5s"(五个突然,suddenly)提示脑卒中发生的警告,"6R"(六个要素,Requirement)概括急性脑卒中的抢救环节。

(1)脑卒中的报警症状

①突然发生面瘫,上肢或下肢无力,尤其发生在一侧肢体时。

②突然发生意识混乱、语言障碍或理解障碍。

③突然发生单眼或双眼视力不清。

④突然发生行走困难、头晕、平衡或协调障碍。

⑤突然发生不明原因的剧烈头痛。

(2)正确抢救处理六要素

①应使患者仰卧,头肩部稍垫高,头偏向一侧,防止痰液或呕吐物回吸入气管造成窒息。如果患者口鼻中有呕吐物阻塞,应设法抠出,保持呼吸道通畅。

②解开患者领口纽扣、领带、裤带、胸罩,如有义齿也应取出。

③如果患者是清醒的,要注意安慰患者,缓解其紧张情绪。宜保持镇静,切勿慌乱,不要悲哭或晃动患者,避免造成患者的心理压力。

④拨打急救电话,寻求帮助,询问并听从医生指导进行处理。

⑤有条件者呼叫救护车来运送患者。若自行运送，在搬运患者时不要将患者扶直坐起，勿抱、拖、背、扛患者。

⑥在没有医生明确诊断之前，切勿擅自做主给患者服用止血药、安宫牛黄丸或其他药物。

163. 脑血管病要警惕哪些细节

由于脑血管病具有突发性，危险性大，致死率、致残率高的特点，且脑血管意外的患者多数在日常工作或生活中突然发病，又没有医护人员在场，面对突然发病的患者，家属往往手足无措。因此，家属对脑血管病知识的了解程度对及时发现脑血管病意外、使患者得到及时治疗十分重要。

(1)患者突然出现脑血管病的"报警症状"：如口角歪斜，肢体无力，神志混乱，言语不清，复视或视物不清，头晕，协调障碍，突然发生剧烈头痛、神志不清，甚至昏迷等。

(2)原有高血压病史：患者存在动脉硬化或原有脑血管病史，发病前血压波动大，尤其骤然升高时易出现脑出血。

(3)注意发病前的诱因：如用力过度，情绪激动，休息欠佳，或服用降压药过量，以及自行停用降压药等诱因都可引发脑血管意外。

(4)注意发病的进展过程：脑血管病都是急性发病，若患者病情进展快，而且很快出现头痛、呕吐、神志不清，应首先想到脑出血的发生。

(5)因损失部位不同，临床表现不一：要注意患者的非典型症状，如头晕、恶心、突然记忆力下降，不能读书及叫不上熟人的名字和用品的名字，言语混乱，都有可能发生脑血管病。

164. 发现家人发生脑血管病意外如何处理

如若发现家人突发脑血管病,千万不要慌乱,一定要镇定,正确处理。

(1)尽快拨打急救电话,将患者快速、安全地送到具有溶栓治疗条件的医院。如果只有一位家属或亲友在场,应先将患者就地平卧,并使患者头偏向一侧,然后再打电话或叫人帮忙。应尽量就近治疗,以免耽误治疗时间。

(2)在医护人员到来之前,尽量少搬动患者,禁止来回转动患者头部,松开患者衣裤,去枕平卧。此时若处理不当会使病情加剧,甚至死亡,比如早期搬动脑出血患者会加重出血,或使停止出血的血管再次出血,应该引起注意。

(3)患者如有呕吐现象,可使其头部稍抬高,略后仰、偏侧,以便于呕吐物吐出来,避免导致患者窒息,或发生吸入性肺炎。如果患者神志不清或有义齿,应将义齿取出,以防患者吸入气管,造成窒息。

(4)患者由于身体活动困难,必须使身下被褥保持平整、清洁,定时给患者翻身,预防压疮的发生。

(5)大部分脑血管病患者会出现尿失禁,但也有部分患者会出现尿潴留,膀胱胀满不能自行排尿,如充盈明显,应该尽快请医护人员插尿管排尿,千万不要用力挤压,以免膀胱破裂。

(6)最好请医院或者急救中心的救护车来,急救医生若怀疑患者为脑卒中,则患者第一瓶液体应给予生理盐水静脉滴注,如有条件,从怀疑脑卒中起就应给脑保护药,有缺氧的患者须尽快吸氧。到达医院后,家属应简明扼要地向医生介绍患者的基本情况,如怎么发病的,有无诱因(如生气、激怒、用力等),发病时有何表现,既往有何疾病,以利于医生做出正确诊断,采取相应救治措施。

总之,抢救脑血管病意外患者时应掌握"就近就医、争分夺秒、减少颠簸、严密观察、及时诊治"的原则,避免发生意外。

165. 怎样护送急性脑血管病患者去医院

一旦家中有人发生了急性脑血管病,争取在较短时间将患者送往医院,在护送过程中应注意以下几点。

(1)注意体位:如需将患者从楼上搬到楼下,必须头部在上,脚在下,患者头稍偏向一侧,使口中分泌物或呕吐物能流出,避免吸入气管引起患者窒息或吸入性肺炎。

(2)避免震动:抬动患者时,注意把患者的头和肩一同托起,防止头颈部过度弯曲。

(3)严密观察:陪同人员在护送途中要观察患者的呼吸、脉搏等,并呼唤患者意识有无变化。

(4)直送急诊:应送往离住处最近医院的急诊科,以免延误抢救时机。

166. 脑血管病患者如何测体温

先将体温表调到 35℃ 以下,将水银端置于健侧腋窝深处,同时保证水银头在腋窝正中,上臂夹紧体温表,使之与皮肤直接接触,如腋下有汗,需擦干后再测量。测量时间为 8~10 分钟,要避光查看体温表度数。正常人体温为 36℃~37.3℃,若 37.5℃~37.9℃ 为低热,38℃~38.9℃ 为中等发热,39℃~40.9℃ 为高热,41℃ 及以上则为超高热。脑血管病偏瘫患者健侧与患侧的腋温略有差别,因此瘫痪患者应在健侧测量体温。

167. 怎样给脑血管病患者测血压

有脑血管病患者的家庭,应备有血压计,家属应掌握测量血压的方法及判断正常与否。测血压时,患者应平卧于床上,先观察水银柱是否在 0 位,然后将袖袋内空气驱尽。脑血管病患者露出健侧手臂上端,测血压时手掌向上平放,血压计需与患者被测的上臂、心脏处于同一水平面上。将血压计袖袋平整无褶、松紧适宜地缠在手臂肘窝上 3 厘米处,塞好袖袋末端,开启水银槽开关。戴上听诊器,将其置于肘窝肱动脉处,另一手握住橡皮球,关紧气门慢慢打开气,到肱动脉搏动消失,再向上打气 20 毫米汞柱,然后松开气门,注视水银柱慢慢下降。当听到第一声搏动时,所见水银柱刻度即为收缩压,听见搏动声变弱或消失的刻度,即为舒张压。

168. 怎样帮助卧床的患者翻身

操作者站在患者欲转向的床侧,将患者远侧的手放在胸前、远侧脚放于近侧脚上,操作者面对床,双脚前后分开站在患者腰部前面,一手置于患者肩部,一手置于髋部。操作者将重心由前脚移至后脚时,使患者翻向操作者一侧。此时操作者需向下蹲,并用肘部阻止患者继续转动。用此法翻动患者,操作者的重心越低,姿势越平衡,且屈膝的姿势比弯腰的姿势更省力些。

169. 怎样帮助脑血管病患者更换衣服

脑血管病患者常有肢体活动障碍及精神症状,故在衣着选择及更换上有特殊性。患者夏季衣着宜用丝绸或棉布制成,尽可能采用对襟开扣式,纽扣尽量少,方便穿脱。冬季老年患者即使睡眠时也不宜只穿单衣,应穿棉毛衫或羊毛衫,起床时应立即穿上衣服。冬季的棉衣,如自己缝制,可在肩胛、膝关节处加厚。在更换衣服时,应先脱健侧肢体,再脱患侧肢体,穿衣时相反,应先穿患侧肢体,再穿健侧肢体。

170. 怎样帮助脑卒中患者洗澡

(1)地面要防滑,最好在浴室内安装扶手,调节好浴室温度。

（2）水温适宜，一般在 40℃以下，不可过高，以免脉搏加快，加重心脏负担，使血压升高。

（3）洗澡方式最好选用坐浴，一般水位平脐高即可。

（4）洗澡时间不宜过长，最好在 30 分钟内洗完。

（5）洗澡后患者一定要安静休息 30 分钟。

171. 怎样促进脑血管病患者的睡眠

临睡前，家属须为患者做好个人卫生及卧床清洁工作，有肢体功能障碍者，要协助患者翻身，用热水为患者洗脚，指导患者养成良好的生活和睡眠习惯，睡前不宜吃得过饱，不喝浓茶和咖啡。天气寒冷时，可在足部放热水袋，但要避免烫伤皮肤。必要时可服用适量安眠药，同时可给改善脑代谢功能的 B 族维生素类，有助于调整睡眠。家属要为患者创造良好的入睡环境，这样才有利于患者康复。

172. 怎样帮助脑血管病患者服药

对长期卧床的患者，在服药时须先将其头部枕起，不能扶起者则取侧卧位。药片过大则将其切小，吞咽困难或插有胃管者则按鼻饲法，将碾成粉末的药溶解后喂服。某些药物服用的先后也有讲究，如刺激食欲的健胃药应饭前服，助消化药饭后服，降糖药应在饭前服等。

173. 脑血管病患者如何做口腔护理

禁食患者、鼻饲患者、高热患者及口腔疾病患者,由于机体抵抗力降低,进食、饮水及刷牙活动减少,使细菌在口腔内大量繁殖,引起口臭、口腔局部炎症、溃疡,导致食欲下降、消化功能下降,所以均应进行口腔护理。

如果患者吞咽功能没有障碍,患者能像健康人一样刷牙、漱口。如果患者吞咽功能有障碍,可用洁净纱布包住示指,用少量盐水湿到不滴水程度,为患者擦拭牙齿各面、舌及上腭部和颊部,避免触及软腭、咽部,以防恶心。脑血管病偏瘫患者,可使其面对操作者,将毛巾围于颌下,取一小碗放于口角旁协助患者刷牙。刷牙时应沿牙齿的纵向刷,牙齿的内、外、咬合面都要刷到,最后用吸水管吸温开水给患者漱口,每日 2~3 次。

174. 脑卒中患者如何进行家庭护理

脑卒中急性期过后,特别是出院后回家,家人应积极配合医务人员做好以下几件事,这对促进患者康复、减少并发症有着重大作用。

(1)悉心照料、预防感染:脑卒中后不少患者半身不遂,生活不能自理,甚至在床上大小便。此时,预防压疮、尿路感染和肺炎是头等大事,上述这三大并发症则会时时威胁着患者的生命。

预防压疮的关键是定时给瘫痪患者翻身擦背,一般每隔2～3小时1次,臀部垫橡皮圈或充气的塑料圈,以减轻局部受压而导致缺血或坏死。患者大小便要及时清理,保持下身清洁,以免皮肤破溃。一旦发现压疮,应到医院诊治或请医务人员上门医治。为了防止肺部感染,要做好保暖,定时给患者拍背,鼓励患者尽量把痰咳出来。

(2)丰富患者精神生活:长期卧床的患者极易产生消极悲观的情绪,有些患者还会出现抑郁症状。此时,家人若能体贴入微,给予精神上的鼓励和安慰,多陪伴聊天,一起欣赏音乐,阅读书报,使生活处处充满关爱,对增强患者的治疗信心,促进脑卒中康复有重要意义。

(3)适当增加营养:为了促进肢体功能的恢复,应给予高蛋白和富含维生素、易消化的食物,烹调注意色、香、味,以增进患者食欲。

175. 怎样帮助吞咽困难的脑卒中患者进食

吞咽困难的患者,首先在饮食上要以糊状食物为主,可购置一台搅拌机,把所需食物混在一起搅拌,煮成烂糊,分次食用。患者应少食多餐,进食时细嚼慢咽、防止噎食或呛咳,进食过程中不要与他人交谈。

有中枢性舌瘫或面瘫的患者,食物易从瘫痪侧口角流出或滞留在颊部,可在患者胸前放置毛巾或塑料布,卧位患者应取侧卧位,坐位时应将其头部偏向健侧,进食后应及时清洁口腔。

有意识障碍者,应请专业人员为其放置胃管,在其指导下鼻饲,鼻饲液可为牛奶、豆浆、肉汤、鱼汤、菜汤及营养素等。

176. 脑血管病患者发生压疮如何进行护理

(1)避免患者局部组织长期受压:定时为患者翻身,减少局部组织压力。一般为每1～2小时翻身1次,侧卧位和平卧位交替,同时使用气垫、海绵垫等保护枕外隆凸处和支持身体的空隙处。

(2)避免摩擦力和剪切力:保持床褥平整无渣屑,避免托、拉、推患者,平卧时防止患者下滑。

(3)避免局部潮湿等不良影响刺激,保持床褥的干燥、清洁,及时清理患者大小便。便后及时洗净,擦干局部,可涂红霉素眼膏、凡士林软膏等。及时给患者擦干汗渍,被褥潮湿时要及时更换。定期为患者用水擦浴、全身按摩。

(4)促进血液循环:对长期卧床的患者要定时翻身,对受压部位进行局部按摩。家属可用掌跟处用力均匀地由外向内按摩,避免用力按摩压红皮肤,防止破溃。若局部红、肿、热且痛,可在红肿部位涂50%的红花乙醇,然后在四周做环形按摩,压力由轻到重,每日4次。

(5)处理水疱:如局部水疱形成,可用碘伏消毒,再用无菌注射器抽吸疱内液体,然后覆盖无菌纱布,每日换药。已经破皮但表面新鲜红润的,可经消毒后贴一层新鲜鸡蛋内膜,再附上无菌纱布,1～2日更换1次,直到创面愈合。创面严重深达肌肉者,则必须清创,剪除坏死组织,促进肉芽生长,此时需请专业人员处理。

(6)增加营养,改善机体状况:在病情允许的情况下,给患者进食高蛋白、高维生素的饮食,以增强机体抵抗力和组织修复能力。

177. 脑血管病患者呕吐时应怎样护理

呕吐时胃内容物不自主地经贲门、食管从口腔中冲出的现象,是脑血管病的常见症状。呕吐时患者会感觉到眩晕无力,需有人在旁照顾及扶助,托住患者前额,使呕吐物吐入容器内。如患者仰卧,应将头偏向一侧,避免呕吐物呛入气管导致患者窒息及引起吸入性肺炎。呕吐后要为患者漱口,擦干汗液,更换污染衣服,整理床铺,使患者躺卧休息,并清理容器及周围环境。如患者呕吐出咖啡样胃内容物,是胃出血的表现,应立即去枕平卧,暂禁饮食,保留呕吐物送检,同时送医院急救。

178. 躁动的脑血管病患者应如何护理

脑血管病患者常因颅内出血、血肿形成、颅内压急剧增高或颅外因素,如呼吸不畅、尿潴留、大便干结等,引起强烈排便反射、卧姿不适、衣服浸湿等情况,引起躁动。躁动患者首先要注意安全问题,因其躁动容易坠地受伤,所以在床铺两侧应加设床栏。因患者可能自伤,对躁动者应加强看护,但切忌强行约束,以防形成骨折。患者须勤剪指甲或者戴手套,以防抓伤皮肤。如患者需输液,应用夹板和绷带固定,注意松紧适度,防止阻碍血液循环和损伤皮肤。

179. 脑血管病患者输液时手足肿了怎么办

脑血管病患者往往反应很迟钝、神志不清,因此患者静脉输液时应多观察液体滴入是否通畅,避免肢体乱动,注意输液局部有无肿胀。如患者出现手足肿胀,可做局部热敷处理,热敷温度为 50℃,热敷时间为 20～30 分钟,也可用硫酸镁溶于温水做湿热敷处理,还可用土豆切成 2.3 厘米的薄片,敷于肿胀部位,2～3 小时更换 1 次,效果更好。

180. 脑血管病患者如厕应注意什么

(1)对患者病情是否稳定要有正确的估计。例如,脑血栓患者须 2～3 周才可下床,脑出血者 3～4 周方可下床如厕。

(2)偏瘫伴四肢乏力者,须双人扶助,轻瘫者可单人扶助。扶助时应站在患者的健侧,患者以健侧扶着他人,带动患肢。

(3)为了避免因患者突然站立而发生低血压导致昏厥,下床如厕前先训练患者坐起、站立,然后在家属扶助下如厕。每个患者对扶助性支撑的需要有所不同,应尽可能鼓励和调动其潜力,不要去替代。

第六章　心脑血管病的生活防治

181. 高脂血症患者的生活改善方式有哪些

发现高脂血症后,改善生活方式对膳食调控及进一步的药物治疗非常重要,生活方式的改善包括以下内容。

(1)减轻体重:测量自己的准确身高、体重,按照身体质量指数(体质指数,BMI)公式计算自己的体重是否在正常范围。BMI一体重(千克)/身高(平方米),正常范围为18.5~23.9,如果体重超过正常标准,应在医生指导下逐步减轻体重,以每月减重1~2千克为宜。

(2)加强体力活动和体育锻炼:体力活动不仅能增加热能的消耗,而且可以增强机体代谢,提高体内某些酶,尤其是脂肪酶的活性,有利于三酰甘油的运输和分解,从而降低血中的脂质。

(3)戒烟,少饮酒:"戒烟限酒大步走"是北京市卫生局提出的健康生活方式口号,听起来简单,做起来特别是坚持下来并不容易。

尽量不要吸烟,嗜烟者冠心病的发病率和病死率是不吸烟者的2~6倍,且与每日吸烟支数成正比。这与嗜烟者

(每日吸烟超过 20 支)血清中总胆固醇、三酰甘油、低密度脂蛋白胆固醇升高,高密度脂蛋白胆固醇水平降低有关。

适量饮酒,可使血清中高密度脂蛋白明显增高,低密度脂蛋白水平降低。特别是果酒(如干红),每天少量饮用对血管有益。但是饮酒必须适量,50 度白酒每天不超过 50 克(1 两),啤酒不多于 350 毫升,果酒 100～150 毫升。

(4)避免过度紧张:喜、怒、忧、思、悲、恐、惊,这是中医所说的七情。情绪的适当表达和宣泄对健康有益,但过分的情绪表达对健康有害。就拿血脂来说,情绪紧张、过度兴奋,可以引起血中胆固醇及三酰甘油含量增高。

182. 蔬菜水果对冠心病防治有价值吗

蔬菜之所以对冠心病有防治价值,就在于它含有人体所必需的多种物质,如微量元素、维生素、蛋白质、无机盐等。常吃以下蔬菜对冠心病有防治作用:西红柿、大蒜、胡萝卜、洋葱、茄子、白菜、香菇等。但并不主张冠心病患者完全素食,以免造成营养不良。

水果与蔬菜相类似,且水果的维生素含量更高一些,菠萝、红果、樱桃还含有胡萝卜素。目前认为,冠心病患者应多吃水果,不用刻意控制。冠心病患者可常食用山楂、猕猴桃、香蕉、西瓜、葡萄、柑橘等。

183. 冠心病患者如何做到心情愉快

长期精神紧张和 A 型性格是冠心病的重要危险因素。

经常保持心情愉快,培养良好性格,就会降低冠心病的发病率。做到心情愉快,要加强自身的心理调节。

要有自知之明,发扬优点,克服缺点,不断完善自己。要正确认识他人,记住他人的长处、好处,体谅人家的难处。要正确看待社会,我们要看到社会的主流方向,积极抵制社会负面影响。

把帮助他人作为人生的最大快乐,这样可以净化我们的灵魂。要一分为二地看待事情,不要盲目攀比,量力而行。人生路漫漫,没有人一辈子顺利,也没有人一辈子倒霉,失败是成功之母。

保持和谐的人际关系。对个人而言,我们要改造自己,去适应社会,适应他人,不要以自我为中心。

欢笑是一种心理保健操。笑可以使紧张的心情松弛,能赶走忧虑、消极的情绪。俗话说:"笑一笑十年少,愁一愁白了头。"要经常欢笑、面带微笑。

一个人应该有多种业余爱好,特别是退休的老年朋友,平时多听听音乐,挥笔写字、绘画,跳跳舞,这样可使人心情愉快,有益于身心健康。

184. 冠心病患者适合参加哪些体育运动

冠心病患者不宜做用力屏气的活动,如拉力器、哑铃、单双杠等。但进行一些轻松愉快的活动,对冠心病的发展与转归有一定好处。以下活动适合冠心病患者。

(1)步行:每次持续散步 30~40 分钟,或每日步行 1~2千米,步行时要步态稳定,步幅均匀。

（2）慢跑：慢跑前要先做好准备活动，跑鞋一定要跟脚，跑步时注意周围环境，不要跌倒，如果累了可停止慢跑，改为步行。

（3）骑自行车：注意骑自行车不能太快，不能逆风，不能带人，不能距离过远，最好在运动场内进行。

（4）其他：如广播体操、门球等活动，应因人而异，适当选择。

185. 冠心病患者为什么要戒烟

吸烟是冠心病的主要危险因素，避免吸烟就会降低冠心病的发生率和死亡率。据报道，一位41岁的男性，在连续吸烟20支后，发生心肌梗死死亡。吸烟既是公害又是私害，必须禁止。一定让冠心病患者意识到戒烟的益处，哪怕只戒烟1天，戒烟给身体带来的益处便会明显体现出来。冠心病患者可以从以下几个方面做到戒烟。

（1）丢掉所有的香烟、打火机、火柴和烟灰缸。

（2）转移注意力，参加文体活动、看电视、听音乐、嚼口香糖，投身于工作和学习中，多和他人加强交流，不要敬烟。

（3）采用逐日减量法，逐渐减少吸烟量，直至戒除。实在戒不了的，每天不要超过5支。当然最终还是要早日戒烟。

186. 饮茶对冠心病患者有影响吗

经常饮茶对冠心病是有利的，能增强心肌和血管的弹性,还能降低血液中的胆固醇,还具有改善微循环的作用。饮茶需注意以下几点。

(1)饮茶宜清淡,不可太浓。因为过浓地茶能增加心室的收缩,加快心率,使患者出现胸闷憋气的症状。

(2)临睡前和饭后不宜立即饮茶,以免影响休息或加重胃肠的负担。

(3)服药时不宜饮茶,以免影响药物疗效。

(4)不饮隔夜茶。

(5)不宜饮凉茶。

187. 冠心病患者能饮酒吗

目前,对于冠心病患者饮酒的利弊尚无统一意见。但过量饮酒是冠心病的重要危险因素,过量饮酒会增加心脏和肝脏的负荷。酒精能直接损害心肌,造成心肌代谢障碍,能升高三酰甘油,加速动脉硬化。

冠心病患者饮酒时要饮低度酒,不饮烈性酒如白酒,控制饮酒的量,不在空腹、情绪激动时饮酒,急性心肌梗死和心绞痛发作时不要饮酒。

总之,避免过量饮酒就可以降低冠心病的发病率与病死率。全社会动员起来,禁止酗酒,更不要劝酒。

188. 冠心病患者洗澡时要注意什么

冠心病患者洗澡不宜用热水或凉水,以温水为宜,不用过热的热水浴、桑拿浴。热水使皮肤血管扩张,血压下降,心率加快。还要注意浴室的温度,不要着凉。如果冠心病患者有心功能不全,应由家人帮助洗澡。洗澡不要在饱餐饭后,以免加重心脏负担。如果洗澡时发生胸闷,可先在洗澡前含服速效救心丸或硝酸甘油。

189. 冠心病患者看电视时要注意什么

冠心病患者在看电视时要注意以下几点。

(1)选好节目:一定要看健康向上、内容轻松愉快的节目,不要看悲伤的影片和竞争激烈的体育节目。

(2)掌握时间:看电视的时间不宜过长,以 1～2 小时为宜,音量也不宜过大。

(3)室内空气清新:要保持室内良好的空气,家人不要吸烟。

(4)尽量有人陪伴,避免情绪激动。

190. 冠心病患者排便时要注意什么

冠心病患者上厕所排便时不能过分用力,否则有诱发心肌梗死的风险。因为用力屏气排便时,腹壁肌和膈肌强力收缩,使腹压升高,心脏射血阻力增加,心肌耗氧量增大,极易诱发心绞痛、心肌梗死,甚至猝死。因此,冠心病患者要注意防止发生便秘。为了预防便秘,要多吃蔬菜、水果、蜂蜜,少吃油腻食物。养成每日定时排便的习惯,如果已发生便秘,可口服通便的药物,如通便灵、芦荟胶囊、番泻叶等药物辅助排便,必要时应用开塞露或灌肠。

191. 生活中哪些因素可能引起或加重心律失常

日常生活中的衣食住行均可以对患者造成不良刺激，加重或诱发心律失常。

(1)情绪变化：心律失常的原因大部分是由情绪波动造成的，"喜、怒、哀、乐、惊、恐、悲"这七情的调节失控均可通过大脑中枢神经系统，使心脏神经功能及内分泌激素释放失衡，导致心律失常。

(2)不良生活方式：大量吸烟、饮酒、咖啡、浓茶、饱餐等，均可刺激交感神经使其兴奋，分泌大量儿茶酚胺类物质，加重心脏负担、增加心肌耗氧量、诱发心律失常，特别对于器质性心脏病患者危险性更高。

(3)化纤合成衣物：合成纤维衣物可使一些人出现室性早搏，这可能与机体对合成纤维过敏导致组胺类物质释放有关，也可能是合成纤维衣服引起皮肤静电干扰，改变体表电位差，从而使心脏电传导异常。

(4)过度运动：运动时可降低迷走神经张力，增加交感神经张力，这会使心率增快，房室传导改变，心肌耗氧量增加，这也是诱发心律失常的原因之一。

(5)寒冷刺激：机体突然受寒，神经系统受刺激，血管突然收缩，血压升高，可以引起心律失常发生。

(6)其他因素：少数患者在体位改变、做吞咽动作时也可以诱发心律失常的发生。

192. 高血压患者的心理调适有哪些方面

高血压病是一种常见的疾病,尽管高血压病的发病机制还不完全清楚,但国内外学者公认,精神紧张、情绪压抑、心理矛盾等因素是高血压病的独立危险因素。研究发现,痛苦、愤怒通过增加外周血管阻力而升高舒张压,恐惧则通过增加心排血量而使收缩压升高。人的个性也与高血压病的发生有密切关系,具有不稳定型个性的人长期紧张、压抑、忧虑、人际关系紧张,易患高血压病。由于高血压病的发生与心理因素关系密切,已被划入心身疾病范畴。

目前,对于高血压病的治疗,临床医生大多采用单纯药物治疗的方法,但效果并不理想。服药后,有些患者血压居高不下,另一些患者的血压则出现明显波动。心理专家认为,心理治疗对高血压病的防治十分重要,甚至轻度血压升高的高血压患者不服用降血压药物,单独心理治疗就可达到降血压效果。

心理治疗措施主要针对造成紧张、压抑的心理因素。一方面要加强自身修养,改正不良个性,提高心理素质;另一方面要注意改善人际关系,建立起适当的、规律性的工作、生活、休息习惯,保证足够的睡眠时间。对于中度以上的高血压病患者,除了采用心理治疗措施外,可在医生指导下适当服用一些降压药物。

目前,我国正处于社会转型时期,生存和工作的压力增大,心理失衡现象增多。因此,学会调整自己,应对压力,适应环境非常必要。在现今的社会,家族性高血压的危险人群尤其要做到以下几点。

（1）遇事泰然处之：当遇到各种问题，感到心理压力较大，出现悲伤、愤怒、怨恨等情绪时，要勇于在亲人、友人面前倾诉，合理的排解、亲友的劝慰和开导，可促进不良情绪的慢慢消失。

（2）培养多种兴趣、合理安排生活：兴趣、爱好广泛者总会觉得生活丰富多彩，生命更有意义。

（3）讲求健康的生活方式：改变生活方式永远不晚，生活应张弛有度，学会主动休息，体力劳动和脑力劳动相结合，坚持锻炼，合理饮食，杜绝不良嗜好等，对高血压的改善均有益。

193. 适合高血压的运动方式有哪些

高血压患者要根据各人的年龄、病情、原来的体力基础等具体情况选择体力负担不大、动作较简单易学、不过分低头弯腰的运动方式，动作较缓慢和有节奏，使全身能得到活动。打太极拳、慢跑、快步行走、骑自行车等是适合高血压患者的运动。

（1）运动强度：判定运动强度的公式如下。

最大心率一（220一年龄）×85％，

最低心率一（220一年龄）×70％，

介于最大与最低心率之间的数值，即为运动适宜强度。例如，一位 70 岁的老年人，其每次运动后的心率应在（220～70）×70％与（220～70）×85％之间，即 105～127 次/分。若运动后心率低于 105 次/分，表示此运动强度太低；若心率超过 127 次/分,则表示运动强度过高,易发生运动伤害,导致意外发生。另外,"自觉症状"是另一种判定运动强度的方法。在运动后,有轻微的喘气、流汗,仍可讲话而不累,就表示此次运动强度适当。

(2)运动的种类:依患者病情的稳定性,分成以下两种。

患者血压较好且无明显并发症时,可进行稍微激烈且效果好的运动,如快步走(100~120 步/分)、慢跑、骑脚踏车、游泳、打网球、跳绳、打羽毛球等。

血压控制不当且有明显并发症时,应进行较温和的运动,如散步、体操、打太极拳等。

(3)运动的禁忌

①生病或不舒服时应停止运动。

②饥饿时或饭后 1 小时不宜运动。

③运动中出现不适症状时,应立刻停止。

④中度和重度的高血压患者在锻炼时最好有个同伴,边锻炼边聊天,既能活跃气氛,又可相互照应。

⑤过冷或下雨等恶劣天气不宜运动。

⑥锻炼时不要过分屏气,不要做搬运过重物品的运动,头部不要低于心脏水平。

194. 运动对动脉粥样硬化患者有哪些作用

心脑血管病是受多因素和多基因影响的慢性疾病,但是,如能坚持合理膳食、有规律地运动,便能延缓或防止疾病的发生。研究证明,中等运动强度活动者,冠心病的发病率及患心血管疾病的风险比体力活动不足者明显减少。

运动可以维持或增加心肌氧的供应,预防或延缓冠状动脉硬化的进展,增加冠状动脉直径和侧支循环,直接改善心肌的血液灌注和分布;运动可减少血浆儿茶酚胺的水平,使心肌的氧耗量下降;运动还能增加休息和运动时的脉搏输出量、射血分数,增加心肌收缩力,从而增加心肌的功能。另外,运动还可以改善心功能、降低血压、延缓动脉粥样硬化斑块的形成、增强抗动脉粥样硬化的能力、防止血栓形成。

195. 脑梗死后出现呛咳怎么办

脑梗死后出现呛咳是由于患者摄食吞咽功能出现障碍,经常呛咳容易出现误吸导致肺炎的发生。首先,应积极治疗脑梗死、缩小梗死范围、尽量恢复脑功能,同时积极进行康复训练。

训练包括发音运动,舌肌、咀嚼肌运动,加强吞咽动作等。还要特别注意喂食的方法:喂食时调整好体位,对卧床患者,一般取躯干仰卧位,头部前屈,垫起偏瘫侧肩部。食物最好做成粥状,将主食、副食、蔬菜和水果搅在一起弄碎,用汤匙喂送。嘱患者多次吞咽,使食物全部咽下后再喂下次,以防液体误入气管。如患者吞咽部运动障碍明显的,不能维持由口摄入足够的水及热能时,应采用鼻饲法喂食。

196. 脑梗死发生后血压控制到多少较好

脑梗死急性期收缩压在 220 毫米汞柱(mmHg)以下,舒张压在 120mmHg 以下,可以不做处理。及时帮助患者排尿,减少患者的各种不适症状有助于血压的稳定。如进行溶栓治疗的患者,血压应维持于 170/100mmHg 以下,以减少脑梗死后的出血发生。脑梗死稳定期降低血压(特别是收缩压)可以减少脑梗死和脑出血的发病率。

一般应将血压控制在 140/90mmHg 以下(糖尿病患者在 130/80mmHg 以下),老年人血压控制在 150/90mmHg 以下。应逐渐达到目标血压,特别对于长期高血压、糖尿病及有脑动脉、颈动脉狭窄的患者,应注意避免因降压过快引起低灌注性脑梗死,以采用分阶段逐步降压的方案更为稳妥。

197. 脑血管病患者常有哪些心理障碍

脑血管病患者心理障碍与发病时间、病情程度、病变的部位及致残的程度密切相关。

患者早期情绪上主要表现为紧张、焦虑、恐惧、烦躁,尤其大脑颞叶、丘脑部位坏死时,会出现情绪不稳、不能控制,有时还会出现精神症状,如幻视、兴奋、谵妄等。当病情好转时,患者紧张、焦虑等情绪会好转。

当病情不平稳或失语、吞咽困难、肢体障碍导致生活不能自理时,这一段时间的心理障碍会以抑郁为主,表现为依赖、灰心、不自信、失望、不满等情绪,严重时会发展为抑郁症。

与情绪相关的脑梗死,其主要表现为情绪低落、忧郁、联想缓慢、迟滞、动作言语减少、自觉对家庭造成负担、内疚

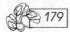

感、无价值感、无助、无用感、失眠、食饮缺乏,甚至有自杀倾向或行为,对医疗的依从性明显减低。这些患者不仅需要心理干预,大部分也需要药物治疗。

198. 急性脑血管病为什么不能急于降压

高血压是急性脑血管病的重要危险因素,据统计,血压高者发生脑血管病比正常血压者高 6 倍。脑血管病的发生与预后与高血压的严重程度密切相关。脑血管病患者血压较高时,应降压治疗,但决不可快速降压。

(1)人的动脉血压对保障组织器官灌注有至关重要的意义。如果血压降得过快,全身各脏器的供血量不足,特别是心、脑、肾等重要器官因缺血缺氧而发生功能障碍,甚至危及生命。

一般而言,收缩压只能降低 20%～25%,舒张压降至100～110mmHg 或恢复到发病前水平即可。若舒张压较低,脉压过大者,不宜用降压药。

(2)老年急性脑血管病患者血压高除本身原有高血压病外,多是由于反射引起,是机体为保证大脑血流有效灌注的代偿反应。如果在脑血管病急性期过早、过快地降压,就会减少病变脑组织的血液供应,使梗死或出血灶进一步扩大,导致病情加重。

(3)反射性高血压者使用脱水药降低颅压后,血压过几天就会下降。因此,对于老年急性脑血管病患者,如果没有高血压危象、心力衰竭等病症者,最初血压只要不超过 220/100mmHg,就可以不用积极降压。

199. 脑血管病患者体育运动遵循哪些原则

(1)方法得当:老年朋友应避免突然低头,快速旋转等会导致跌倒的动作,应避免屏气、突然用力等动作。

(2)循序渐进:锻炼应遵循由易到难,时间由短到长,动作由简到繁的原则,避免竞赛性锻炼。

(3)量力而行:要根据个人的年龄、耐力、体能,决定锻炼的项目、时间和强度。对于年龄偏大、体质偏弱者,锻炼时间不宜过长。

(4)持之以恒:锻炼要贵在坚持,要有毅力和恒心。锻炼不能三天打鱼、两天晒网,要坚持。当然,在身体条件差及天气不好时,可暂时不锻炼。

200. 饮茶能预防脑血管病吗

饮茶在我国有悠久的历史,随着生活水平的提高,饮茶者越来越多。茶叶具有清热泻火、清心明目、消食提神之功效。研究发现,茶叶中含有茶多酚,能增强血管壁的韧性;茶叶中含有维生素 C 和维生素 P,具有改善微循环的作用;茶叶中的茶碱可以促进血液循环的作用;茶叶中的咖啡因能兴奋神经中枢,起到消除疲劳、振奋精神的作用。因此,饮茶可以预防高血压和冠心病,也就预防了脑血管病。

饮茶需注意以下几点:

(1)绿茶偏寒,阳虚体质不宜多饮。

（2）茶叶中含有鞣酸和咖啡因，易止泻、兴奋神经，故便秘和失眠的患者不宜饮用。

（3）茶叶能刺激胃酸分泌，故有溃疡病的患者不宜饮用。

（4）不宜饮用浓茶，因为过浓的茶能增加心室的收缩，加快心率，升高血压，使患者病情恶化。

201. 脑血管病患者能饮酒吗

酒的主要成分是乙醇，是一种对人体各种组织细胞都有损害的有毒物质，能损害大脑细胞，使人智力减退，加速脑动脉硬化。慢性酒精中毒的患者，由于脑动脉硬化、脑细胞损害，患者常过早地发生智力衰退，严重者可成为痴呆。在脑卒中患者中，长期饮酒发病者是一般人的2～3倍。饮酒为什么会引起脑血管病呢？

（1）饮酒可以引起脑动脉粥样硬化：大量饮酒后，血中酒精浓度半小时可以达到高峰。酒精不但可以直接使血管失去弹性，还能刺激肝脏，促进胆固醇和三酰甘油的合成，进而导致动脉硬化。硬化了的脑血管弹性减弱，管腔狭窄，容易血管痉挛，从而促使脑血栓形成。而脑动脉硬化的人，过量饮酒后，血压会突然升高，导致血管破裂，发生脑出血。

（2）饮酒可以引起血压增高：饮酒后酒精可能引起交感神经兴奋，血浆皮质醇、肾素、醛固酮等含量升高，从而使血压升高。而高血压是脑血管病的易发因素。

（3）饮酒可以导致凝血物质和血小板减少。长期大量饮酒影响肝脏功能。肝脏不仅是生产蛋白质和各种激素的化工厂，也是生产凝血因子的地方。过量饮酒使肝脏这方面生产能力下降,从而导致凝血因子缺乏,纤维蛋白质溶解活动增加,血小板生成减少,从而易出现脑出血。

但也有学者认为,少量饮酒可使全身血管阻力降低,皮肤血管扩张,导致血压下降。饮酒能提高高密度脂蛋白含量,有助于抗动脉硬化和预防脑血管病的发生。总之,饮酒是把双刃剑,有利有弊,没有饮酒习惯者最好不要饮酒,平素嗜酒者也必须少喝或戒酒为好。

202. 脑血管病患者冬季如何保健

在冬季,脑卒中患者应该如何进行保健,这主要应该从饮食、运动和心态三大方面进行预防。

(1)饮食方面:主张低盐、低脂肪的饮食。黑木耳含有丰富的胶质,除有促进肠蠕动的作用外,还有很强的吸附能力,可把残留于消化道内的有害物质吸附和集中起来排出体外,还能减少油脂的吸收。此外,还能降低血小板的聚集。

经常吃些粗杂粮可补充无机盐,多吃些蔬菜、水果,注意吃少油的食物、低脂的食物,低盐饮食。饮水不过量,每餐不过饱。

(2)运动方面:建议适当体育锻炼。体育锻炼有助于预防脑卒中,尤其是在冬季,体育锻炼的益处非常多:可增强体质,提高抗病能力;增强心脏功能,改善血管弹性,促进全身血液循环,提高脑血流量;降低血压,扩张血管,使血流加速,并能降低血黏稠度和抗血小板聚集,减少血栓形成;促进脂肪代谢,降低体重,预防动脉硬化等。需要提醒的是,锻炼要适当,因为强度高的锻炼不但无益,反而有害,所以老年人最好根据自身的具体情况选择适合自己的锻炼项目。

（3）心态方面：要保持平和、豁达的心态，这样有利于血液循环。

203. 在盛夏时如何预防脑卒中

近些年，夏季脑卒中尤其是脑梗死的发病率呈逐年上升的趋势，形成了继冬季以后的第二个高峰期。有许多老年人发病时间多在后半夜或次日的凌晨，尤其是在起夜的状态下发生。

夏季不论室内或室外，温度都较高，人体要蒸发大量汗液，容易造成体内的组织液减少，从而使血液浓缩，血液黏度随之增高。患者本身动脉硬化，更容易受外界因素的影响，故发生脑梗死的机会增多。

人们在睡眠的时候，大脑皮质处于一种抑制状态，此时，人体的代谢率下降，心跳减慢，血流速度也减慢，血压可随之下降，而且人平卧位时，有部分血液将滞留在四肢。当后半夜起夜时，由于人体突然从卧位转变为立位，易导致直立性低血压，使脑灌注不足，促成脑梗死的形成。要慢慢下床，就可在很大程度上避免直立性低血压的发生，从而减少由于脑灌注不足而引起的脑缺血发作，也可避免由于突然的体位变化而导致的肌张力下降，引发猝倒或摔伤。这对于预防脑梗死的形成具有重要意义。

204. 脑卒中患者睡前要注意什么

为了预防脑卒中,对于有脑卒中危险的患者,在睡前最好不要太疲劳、出大汗,睡觉时被子不要盖得太厚,否则会增加血液黏稠度。此外,睡前最好喝点水,使血液得到一定稀释,也可吃一些活血药。还应注意夜间起身的动作要慢,地面和鞋底不要太滑,以免摔跤。睡姿不要固定一侧,防止引起颈动脉受压而导致脑卒中。

205. 脑卒中患者起床时应注意什么

许多老年人清晨一觉醒来,发现一侧肢体麻木、活动不灵活、失语等症状,送到医院被确诊为脑卒中。这主要是因为清晨人的血黏度高,体内升血压的激素明显升高,极易诱发脑卒中。因此,当早晨血压偏高时,要保持平静,起床动作要缓,头脑不能紧张;如果紧张可在床上多躺会儿,让身体安静下来再起床,或在床上活动一下四肢和头部,这样可稳定血压,预防脑卒中。

206. 脑卒中患者的心理治疗方法有哪些

研究发现表明,75%以上的脑卒中患者有不同程度的心理障碍,且主要发生在脑卒中发病后半年内。主要表现为情感障碍,以抑郁和焦虑为主。抑郁症状的出现与躯体致残的严重程度、年龄、性别、社会状况的变化、经济收入状况、病灶大小和部位、脑萎缩等有密切的关系。症状可表现为头痛、失眠、情绪低落、悲哀、沮丧、焦虑不安、孤僻、少语，严重者可出现自杀企图和自杀行为；也可以表现为躯体症状，如胸痛、心悸、倦怠、食欲缺乏，少数患者表现出失眠，精神运动性兴奋，甚至谵妄，也有少数患者出现妄想症状。焦虑症状往往是出现在对自身病况认识不足时，表现为强烈的焦虑，终日惶恐不安，易激动。脑卒中急性期多见焦虑症状，恢复期多见抑郁症状。

心理治疗对脑卒中患者的彻底治愈起着非常重要的作用。对脑卒中患者的精神护理是非常重要的一项护理内容。

（1）根据患者的具体情况，有针对性地进行心理护理：掌握患者病前的适应能力、性格、人格，掌握患者病后不同阶段的心理状况和心理需求，分析其产生心理反常的主要问题，制订实施心理护理的具体策略。家属、医护人员应以亲情、友情等真挚的感情与患者交往，通过恰当良好的语言、表情、态度去了解和熟悉患者。根据脑卒中患者已经出现或可能出现的各种心理障碍和行为异常，进行有的放矢的护理。通过有针对性的帮助，来安慰、鼓励患者，达到影响和调整患者异常心理状态和行为的目的。

（2）针对不同阶段的疾病情况，及时对患者进行必要的康复知识的宣传：让患者认识到疾病状况是不可回避的客观事实，鼓励患者面对现实、配合治疗、争取疾病的好转。同时向患者进行积极性的相关知识宣传，增加患者战胜疾病的信心。告诉患者，只要坚持治疗，一定能战胜疾病。同时对患者进行肢体功能等康复训练，提示患者康复中的每一点进步，有助于焦虑和抑郁的改善。

（3）药物治疗：在对脑卒中患者的心理障碍进行精神治疗的同时，适当地选用一些抗焦虑或抑郁药物。避免使用镇静作用强或对心血管功能影响较大的药物，药物剂量不宜大，应从小剂量开始。

207. 脑卒中患者康复锻炼的原则有哪些

适当的运动可减少脑卒中对脑部所造成的危害，帮助脑卒中患者康复。但若运动不当，也会带来危险。因此，脑卒中患者进行康复锻炼时要注意遵守以下原则：

（1）运动常态化：每日至少锻炼1次，坚持不懈。否则，锻炼的效果不易巩固。

（2）循序渐进化：逐渐提高运动的难度和运动量。

（3）因人而异：根据各自的病情和身体状况制订个性化的运动计划，选择适当的锻炼方式和活动量。防止心动过速（每分钟不能超过140次）及心律失常，防止血压过高；避免屏气动作及过度用力。如果运动后出现肌肉紧张，说明运动量已经过大，要适当减少。

（4）安全最重要：检查运动设施，防止意外发生。

（5）肢体健康恢复：加强正常肢体及躯干功能锻炼，以代偿残肢功能。

（6）训练用具科学化：日常生活功能训练时，要学习使用辅助装置及简单工具。

208. 脑卒中患者家庭康复的注意事项有哪些

为密切配合医院的治疗,脑卒中患者的家属宜营造良好的家庭和谐的气氛,这对患者的治疗和康复非常重要。患者的家庭康复应多注意以下几个方面。

(1)保证睡眠:保证患者 8 小时以上充足的睡眠和休息时间。

(2)适当运动:协助患者选择太极拳、保健操、散步等有氧运动,若出现异常症状,如头痛、头晕、心慌、恶心、呕吐等,要立即停止运动。

(3)调节情绪:紧张、忧愁、焦虑、烦躁、易怒、易激动、恐惧等不良的情绪极易加重病情,导致卒中的再次复发。家属、亲人应努力帮助患者培养乐观、愉快的情绪,保持良好的精神状态。

(4)戒除烟酒:吸烟与饮酒是卒中复发的危险因素和重要诱因。注意天气变化,预防感冒和中暑。

(5)适当饮水:脑卒中患者多对口渴不敏感,因此要帮助患者养成适当的饮水习惯。

209. 脑出血患者的生活改善方式有哪些

(1)保持精神愉快、劳逸结合:日常的生活和工作中,保持乐观的情绪,遇事冷静,避免情绪过度激动,防止血压突增而诱发脑出血。合理安排工作的时间和强度,注意休息,避免身体和精神过劳、过累,夜晚要保证有足够的睡眠,以保持旺盛的精力和增强机体的抗病能力。

(2)防治动脉粥样硬化:高血压病要早期发现并及时治疗。若患有动脉粥样硬化,应及时治疗,并注意日常饮食,以降低血脂及胆固醇,保持血管的弹性。中老年人应做到定期检查身体健康状况,一经确诊患有高血压病,应该坚持服药治疗,以降低及稳定血压,防止血压"反跳"及过度波动。

(3)戒除烟酒:嗜好烟酒者应予以戒除或加以节制。

(4)养成定时排便的习惯,防止便秘:要保持大便畅通,定时排便;适当摄入含膳食纤维高的食物,如芹菜、韭菜、粗粮等。排便时还要避免过度用力,便干时可以服用一些通便的食物,如蜂蜜,或药物麻仁润肠丸等,以防由于排便时过度用力引起血压突然增高。

(5)按季节的变化加减衣服,保暖防寒:及时添减衣服,防止寒冷、高温对机体的刺激,以避免血管舒缩功能障碍、血压波动幅度增加而发生意外。

(6)活动时缓慢改变体位、坚持适当的体育锻炼:下蹲、弯腰及卧床、起身等体位改变幅度较大时,动作必须缓慢,特别是由蹲位改为直位时可用头低位及眼睛下视的方式渐渐起身,切勿突然起立,以防止头部一时供血不足而发生意外。

应选择自己喜爱并力所能及的体育运动项目,持之以恒,在锻炼时还应避免剧烈的运动或过度疲劳。

(7)正确对待疾病,坚持与疾病做斗争。

(8)合理用药,注意发病规律,做好防范措施。

第七章 心脑血管病的饮食调理

210. 高脂血症膳食治疗的主要内容有哪些

　　我国血脂异常防治建议中关于膳食治疗的内容和方案是参考美国国家胆固醇教育计划关于成人高胆固醇血症检测、评估和治疗的第三次专项调查报告（成人治疗专项调查Ⅲ或 ATPⅢ）所提出的方案，并根据我国人群膳食及营养情况修订的。主要是限制总热能，减少脂肪、饱和脂肪酸和胆固醇的摄入量，同时注意单不饱和脂肪酸和多不饱和脂肪酸的比例保持在 2∶1，以及补充人体所需蛋白质。

　　脂肪类食物的成分为三酰甘油，三酰甘油分子含有脂肪酸和甘油两部分。脂肪酸分为饱和脂肪酸和不饱和脂肪酸两类，不饱和脂肪酸又分为单不饱和脂肪酸及多不饱和脂肪酸。对于一般健康人群，膳食中要求饱和脂肪酸、单不饱和脂肪酸与多不饱和脂肪酸的构成比例应该为 1∶1∶1。

　　食物中动物性脂肪如猪脂、羊脂、牛脂、奶油中饱和脂肪酸含量较高，植物油中不饱和脂肪酸含量较高，如花生油、大豆油、菜籽油、葵花籽油、玉米胚油等，橄榄油、野茶油等单不饱和脂肪酸含量较高。

流行病学调查发现,以橄榄油为主要食用油的地中海地区心脑血管病发病率低。

中国营养学会建议我国成年人每日摄入脂肪所产生的能量应占总能量的 20%～25%,饱和脂肪不得超过总脂肪摄入量的 10%。为预防心脑血管病,日本等国家建议,饱和脂肪酸、单不饱和脂肪酸、多不饱和脂肪酸的比例以 1:2:1 为宜,胆固醇每日摄入量不超过 300 毫克。

我国血脂异常防治对策专题组提出的高胆固醇血症膳食治疗建议见表 2。

表 2　高胆固醇人群膳食治疗目标

营养素	建　议
总脂肪	≤30%总能量
饱和脂肪酸	≤8%总能量
多不饱和脂肪酸	8%～10%总能量
单不饱和脂肪酸	12%～14%总能量
糖类	≥60%总能量
蛋白质	±15%总能量
胆固醇	<200 毫克/日
总热能	达到保持理想体重

211. 降低血液中胆固醇和三酰甘油的膳食有哪些

(1)降低血液中胆固醇的膳食

①不吃胆固醇高的食物。膳食中的胆固醇几乎全部来

自动物源性食物,其中以禽卵、动物脑髓、内脏中含量最丰富。一只鸡蛋即含胆固醇250~300毫克,炸鸡腿、三明治等含胆固醇也较多,应少吃或不吃;动物油的摄入也应减少。每周可食2~3只蛋黄,包括用以作配料的蛋黄粉;少吃内脏类食品。若是单纯高胆固醇血症,则应限制胆固醇的摄入,每天摄入胆固醇应低于200毫克。

②多吃不含胆固醇或有降胆固醇作用的食物。选择植物油作为烹调用油,每天尽量在一餐中或者某个菜肴的烹调中使用橄榄油、山茶油作为烹调用油。山茶在我国南方很多地区野生或种植。研究发现,地中海地区采用橄榄油作为烹调油,该地区冠心病发病率较低。橄榄油中单不饱和脂肪酸含量较高;山茶油(也叫野茶油)中单不饱和脂肪酸(油酸)含量高,脂肪酸构成与橄榄油相似。所有的植物油都不含胆固醇。

水果、蔬菜、坚果和种子类食物都有一定的降胆固醇作用。研究发现,若混合食用某些有益于心脏健康的食品,降低胆固醇的功效要远远超过单独食用任何一种食品所起到的效果,这就是我们所说的食物的协同作用。有益于心脏健康的食品,多含有不饱和脂肪酸(如单不饱和脂肪酸、ω-3多不饱和脂肪酸),可溶性膳食纤维(如燕麦),植物蛋白(如大豆蛋白),植物固醇(与胆固醇同属于固醇类,是植物细胞的重要组成部分,如大豆中的豆固醇、麦芽中的谷固醇)。这4类成分被公认具有降低心血管疾病危险的作用。

蔬菜、水果不仅含有丰富的维生素和无机盐,而且含有丰富的膳食纤维。膳食纤维分为两类:可溶性膳食纤维和不溶性膳食纤维。其中,可溶性膳食纤维降低胆固醇、三酰

第七章　心脑血管病的饮食调理

甘油的活性较强。燕麦、薏苡仁、苹果、柑橘类水果中含有较高水平的可溶性膳食纤维,因此欧洲有营养学家建议每天吃 5 份蔬菜和水果(每份 100～150 克),按中国人的饮食习惯,我们建议三餐中最好都包括蔬菜和水果,平时把干果、鲜果、蔬菜或蔬菜汁作为零食。

③增加维生素 C 和烟酰胺的摄入量。研究证实,当人体内维生素 C 和烟酰胺缺乏时,可导致血和肝脏的胆固醇含量升高;胆固醇转化成胆汁酸的速率降低,增加胆固醇的积累;容易出现动脉粥样硬化病变。因此,增加维生素 C 与烟酰胺的摄入有助于降低血胆固醇的含量。蔬菜、水果中富含维生素 C,谷类食物特别是全谷面粉、粗粮的烟酸含量高。

(2)降低血液中三酰甘油的饮食

①应控制糖类及总热能的摄入。长期吃得过多,特别是过量摄入高热能食物,如果人体消耗不了,食物热能以脂肪的形式储存起来,就会导致血液中三酰甘油水平升高及肥胖。食物中含有可以转化为能量的营养物质又称为能量营养素,包括蛋白质、脂肪、糖类。1 克脂肪在体内可释放 37.66 千焦(9 千卡)的能量;1 克蛋白质或 1 克糖类可释放 16.74 千焦(4 千卡)能量;若饮酒的话,1 克酒精也能释放 29.3 千焦(7 千卡)的热能;脂肪多的肉类、烹调用油都属于高热能食物,蔬菜、水果热能较低。举个例子来说,100 克鲜猪肉(肋条肉)可产生 2 376.5 千焦(568 千卡)的热能,而同样重量的白菜只产生 62.76 千焦(15 千卡)的热能。

热能低的食物可以防止肥胖,也就间接地降低了胆固醇的合成。高脂血症患者在膳食中应降低多脂肪的肉类、全乳制品、蛋黄及含蛋黄多的糕点和甜食等的摄入。

②多吃含纤维素多的食物。医学研究表明,饮食中有丰富的纤维素摄入,可以降低食物中脂肪的吸收,具有降血脂作用。也就是说,高三酰甘油血症的患者应该在膳食中增加膳食纤维含量较高的蔬菜、水果的摄入,如增加芹菜、韭菜、苹果、橘子、食用菌类等的摄入。

③多吃一些具有降血脂作用的食物。研究发现,蔬菜、水果及一些可以作为食品的中药具有降低血清三酰甘油的作用。"药食同源"是中国传承千百年的传统,所谓"药膳"就是指食用某些中药可以达到预防、治疗疾病的目的。

◆下列中药及食物具有降血脂活性:白果、白芷、茶叶、大蒜、代代花、佛手、甘草、高良姜、花椒、火麻仁、决明子、胖大海、芦笋、芹菜、肉桂、沙棘、砂仁、山楂、生姜、桃仁、薤白、亚麻籽、益智仁。

◆下列食物具有降脂效果:食用菌和豆类,如香菇、木耳、大豆、黑豆、青豆等。

水果类,如葡萄、苹果、山楂、柑橘等。

藻类,如海带、紫菜、裙带菜等。

主食类,如燕麦、荞麦等。

蔬菜类,如大蒜、韭菜、洋葱、西蓝花、胡萝卜等。

212. 具有降血脂作用的食物成分有哪些

(1)番茄红素:番茄红素在番茄、西瓜和葡萄等食物中含量很高。它具有抗氧化、抑制突变、降低核酸损伤、减少心血管疾病及预防癌症等多种功能。

研究人员发现,番茄红素能够保护高密度脂蛋白,因而有可能预防心血管疾病的发生。荷兰学者曾专门选择66名心肌梗死患者,测定他们皮下脂肪中的类胡萝卜素含量,发现患者的番茄红素含量低于健康人,而且 α- 和 β-胡萝卜素含量也比正常人体显著降低,说明这几种类胡萝卜素都与心肌梗死的发生密切相关。另有研究发现,未接受降脂治疗的高脂血症患者,其血清番茄红素和 β-胡萝卜素浓度都低于正常人。大量的研究结果还表明,番茄汁中的番茄红素还可以预防癌症、防止衰老,同时有效提高人体免疫力,避免各种传染性疾病的侵扰。

(2)大豆异黄酮:大豆异黄酮存在于黄豆、黑豆及其制品中,其中发酵、发芽的大豆制品中的大豆异黄酮活性较强。研究发现,大豆异黄酮具有降低血液中总胆固醇(TC)、三酰甘油(TC)、低密度脂蛋白胆固醇(LDL-C)及升高高密度脂蛋白胆固醇(HDL-C)的作用,具有广泛的降血脂作用。

另外,大豆蛋白由于其中特殊的氨基酸比例,含有丰富的必需氨基酸且不含胆固醇,也发现具有降血脂作用。

研究还发现,大豆异黄酮具有防止骨质疏松,预防乳腺癌、子宫癌、前列腺癌、结肠直肠癌、胃癌的功效,从而成为营养学上研究的热点。

(3)槲皮素:蔬菜、水果中含有较高量的槲皮素,洋葱、苹果、柑橘、桃、杏及绿叶蔬菜中都含有这种黄酮类成分。目前对槲皮素的研究较深入,相关的研究结果也非常一致,发现其有降血脂、抗氧化、抗肿瘤、有利于心血管活性的功效,而且这种成分容易被人体利用。

(4)原花青素:存在于带色的蔬菜、水果中,最先在葡萄酒中发现。关于这类成分有益于心血管健康还有一个有趣的说法:众所周知,法国是欧洲葡萄酒消费量最高的国家,正是法国的葡萄酒及法国时装与悠久的文化传统,组成了浪漫的"法国情调"。很有意思的是,与法国的邻居英国、德国相比,法国人心脑血管病的发病率低、死亡率低,这就是著名的"法国悖论",与葡萄酒的摄入量高有关。因而葡萄中含有的原花青素受到了健康研究的重视。研究发现,原花青素不仅具有抗氧化(抵抗衰老)的作用,也具有降血脂的作用。因此,增加膳食中一些有色食品的摄入不仅可以改善食物的感官性状,还可以有效地预防疾病。也就是说,饮食上提倡"食欲好色"。

(5)白藜芦醇:存在于葡萄等浆果中,具有降血脂、抗氧化的作用。

(6)姜黄素:存在于姜、高良姜等姜科植物中,具有降血脂、抗氧化等作用。

213. 高脂血症降脂饮食的五大原则是什么

(1)慢食细咽:吃饭速度慢,能有效降低血脂。这是因为当人吃下食物时,血糖会升高,此时人体会发出信号,减少进食。如果吃饭速度过快,等到发出信号时,吃下的食物已经超过正常量,多出的食物就会转化为脂肪,存储在人体中,提高血液血脂含量,所以吃饭一定要细嚼慢咽。

(2)饭前喝汤:饭前喝汤,能滋润肠胃,促进消化,同时能占据胃的部分空间,这样吃下的其他食物就少,可达到降脂的目的。高脂血症肥胖者使用这一方法,尤其有效。

（3）一定要吃早餐:不吃早餐的人,血液中胆固醇含量比吃早餐的人高,血液黏稠度、血脂也高,因此一定要吃早餐,喝点水,可以有效降低血脂。

（4）三餐食量均衡:早餐要吃,晚餐要少吃,三餐食量恒定,少吃高糖、高脂肪零食,可防止血糖、血脂忽高忽低,从而控制血脂。

（5）春秋季节更要调脂:春季,血液的三酰甘油含量最高,这个时候就要少吃能使三酰甘油升高的食物,如各种肥肉、动物脂肪、奶油等;秋季血清胆固醇含量最高,这个时候就要少吃富含胆固醇的食物,如蛋黄、鱼子、蟹黄、鱿鱼、皮蛋等。

214. 高脂血症患者宜常吃哪些食物

（1）玉米:含复合糖类,能降低血脂中的三酰甘油。玉米煮至熟透,降脂效果更好。

（2）绿豆:含有一种球蛋白及多糖,能促进胆固醇的分解和代谢,促进三酰甘油的分解,从而降低血脂。吃的时候不要去外皮。

（3）燕麦:能降低三酰甘油和胆固醇含量,降脂效果好。

（4）黑木耳和蘑菇:含大量膳食纤维和维生素,可降低血脂含量,促进胆固醇代谢。

（5）海带:有抗凝血和降血脂作用,能增强血管韧性,防止动脉粥样硬化,减少脂肪在血管内的沉积,降低血液胆固醇含量。

（6）洋葱：能降低胆固醇，提高血脂中纤维蛋白溶解的活性，改善动脉粥样硬化，还能降血糖、降血压。

（7）番茄和芹菜：降低血脂、胆固醇。

（8）萝卜：促进胆汁分泌，有助于脂肪消化，避免脂肪堆积，降低血胆固醇。

（9）鱼：富含各种不饱和脂肪酸，能提高人体免疫力，是高蛋白、低热能的食物，也是降低血脂的上佳食物之一。

215. 高脂血症患者忌吃或少吃的六种食物

（1）蛋黄：蛋黄中含大量胆固醇，会增加肝脏负担，不利于肝脏消化胆固醇。

（2）猪瘦肉：猪瘦肉的脂肪含量高达30%，因此想吃肉可选择兔肉、牛肉，这两种瘦肉脂肪含量相对较低。

（3）鸡汤：鸡汤内脂肪含量相当高，会使胆固醇含量进一步升高，引起动脉硬化。高脂血症患者用鸡汤进补，病情只会更重。

（4）猪肝等动物内脏：胆固醇含量非常高，高脂血症患者一定要少吃。

（5）黄油：主要成分是脂肪，营养价值低，不宜多吃。

（6）咖啡：会使血液中游离脂肪酸增加，升高血胆固醇。

216. 高脂血症患者一天饮食搭配推荐

本食谱仅供参考，患者可根据体重、饮食习惯等进行调整。高脂血症患者饮食总的原则是清淡、低盐、低脂。烹调食物时,每天植物油的用量不超过25克,食盐不超过6克。

(1)早餐:脱脂牛奶250克,玉米面发糕(玉米面100克),拌莴笋丝150克。

(2)午餐:馒头或米饭200克,香菇豆腐(香菇25克、豆腐100克、虾米15克),炒茄丝(茄子100克)。

(3)晚餐:馒头或米饭100克,番茄炒圆白菜(番茄50克、圆白菜100克),清炖鸡块(鸡块100克)。

217. 冠心病的饮食防治原则是什么

在西方发达国家中,冠心病已成为死亡的主要原因,在我国目前也是危害人们健康的常见病之一,防治冠心病已成为亟待解决的医学问题。大规模的人群调查发现,冠心病与营养不平衡有一定关系,因此合理地调整膳食是防治冠心病的重要措施。以下是冠心病的饮食防治原则。

(1)控制总热能,维持正常体重:肥胖者合并冠心病较正常体重者多。糖类在总热能中的比例应控制在60%～70%,宜多吃些粗粮,以增加淀粉、纤维素、维生素的含量。精制糖(如蔗糖、果糖等)每天不超过25克,尤其是高脂血症和肥胖者更应注意。

(2)限制脂肪:脂肪的摄入应限制在总热能的20%～25%,选择植物油作烹调用油。适当地吃些瘦肉、家禽、鱼类,肥肉及荤油应尽量少食用。

流行病学调查表明,欧美人的冠心病发病率较高,而日本人冠心病的发病率较低,我国的舟山渔民和北极的因纽特人几乎不患冠心病。欧美人平均每日吃鱼 20 克,日本人每日吃鱼 100 克,舟山和因纽特人每日吃鱼 300～400 克。科学家们研究发现,海鱼特别是深海鱼的脂肪中含有 ω-3 多不饱和脂肪酸,可降低血清胆固醇、三酰甘油及低密度脂蛋白胆固醇,从而保护心血管,预防冠心病。由此可见,多吃深海鱼有益于冠心病的防治。

膳食中应控制胆固醇的摄入,胆固醇的摄入量每天应在 200 毫克左右,一个鸡蛋中的胆固醇接近于 300 毫克,当患有冠心病时,应控制鸡蛋的摄入,每周 2～3 只鸡蛋,切不可一日吃数个鸡蛋。少吃或不吃动物的内脏、脑等胆固醇含量较高的食物。

(3)适量的蛋白质:动物蛋白为优质蛋白,但摄入动物性食品时,一定伴随有胆固醇、饱和脂肪酸的摄入,对冠心病患者不利。所以摄入蛋白质应适量,除了食用瘦肉、禽肉、鱼肉外,应该多食用大豆及其制品,因为大豆蛋白也是一种优质蛋白。每日食物中蛋白质的含量以每千克体重不超过 1 克为宜,应选用牛奶、酸奶、深海鱼和豆制品等对防治冠心病有利的食物。

(4)饮食宜清淡、低盐:食盐的摄入量每天控制在 5 克以下,这对合并高血压者尤为重要。可随季节和活动量适当增减食盐的量。例如,夏季出汗较多、户外活动多,可适当增加盐的摄入量。冬季出汗少、活动量相应减少,应控制盐的摄入。

(5)要多吃一些保护性食物:如洋葱、大蒜、菜花、苜蓿、木耳、海带、香菇、紫菜等。研究人员发现大蒜和洋葱含有挥发油,是防治动脉粥样硬化的有效成分。大蒜精油是一种含硫化合物,研究发现,每天吃 10 瓣大蒜和半个鲜洋葱,可以降低总胆固醇和低密度脂蛋白胆固醇(坏胆固醇),起到预防冠心病的作用。

适量饮茶可防治冠心病。茶叶含抗凝成分和促进纤维蛋白溶解的成分,茶叶中的茶多酚可改善微血管壁的渗透性,能有效地增强心肌和保护血管,减轻动脉粥样硬化的程度。茶叶中的咖啡因和茶碱,可直接兴奋心脏、扩张冠状动脉、增强心肌功能。

(6)供给充足的维生素、无机盐:多吃蔬菜和水果有益于心脏健康。蔬菜和水果是人类饮食中不可缺少的食物,含有丰富的维生素 C、无机盐、纤维素和果胶。绿色蔬菜或黄色蔬果中都含有较多的类胡萝卜素可抗氧化、预防冠心病。维生素 C 能够保护心肌、增强血管弹性,大剂量维生素 C 可促使胆固醇代谢为胆酸而排出体外。猕猴桃、柑橘、柠檬和柿子椒含有丰富维生素 C,应多吃。

膳食中应注意多吃含镁、铬、锌、钙、硒元素的食物。含镁丰富的食品有小米、玉米、豆类及豆制品、枸杞子、桂圆等。镁可以影响血脂代谢和血栓形成,促进纤维蛋白溶解,抑制凝血或对血小板起稳定作用,防止血小板凝聚。含铬丰富的食物有酵母、牛肉、肝、全谷类、干酪、红糖等。铬能够增加胆固醇的分解和排泄。动物实验证明,微量铬可以预防动脉粥样硬化的形成,降低胆固醇水平。含锌较多的食物有畜肉、贝类。含钙丰富的食物有奶类及奶制品、虾皮、芝麻酱等。研究表明,膳食中的钙含量增加,可预防高血压及高脂膳食引起的高胆固醇血症。含硒较多的食物有贝类、虾皮、富硒木耳等。富硒食物能够抗动脉粥样硬化、降低全血黏度、增加冠状动脉血流量、预防冠心病。

(7)戒烟限酒：冠心病患者应当戒烟,减少饮酒量,当合并高脂血症时,应避免饮酒。

218. 具有防治冠心病作用的食物及成分有哪些

(1)蔬菜、水果类：蔬菜、水果中含有丰富的有益于心血管健康的成分如维生素 C、类胡萝卜素、黄酮类化合物、含硫化合物及微量元素等。

①黄酮类化合物。专家发现,有规律地食用含有黄酮类食物的人,死于心肌梗死的可能性极小,黄酮类成分富含于红茶、洋葱、绿叶菜、西红柿、苹果、红葡萄、荷叶、山楂等饮食中,其中以红茶含黄酮最丰富。研究者发现,日均食用含有 29.9 毫克黄酮类食物的冠心病患者,死于心脏病或心肌梗死的可能性比日均摄取 19 毫克黄酮食物的患者少50%。黄酮类化合物除了前面介绍的大豆异黄酮、槲皮素及原花青素类外,还包括芹菜中的芹黄素、芹绿素,槐花中治疗冠心病的有效成分芦丁及存在于柑橘类水果中的柑橘苷等,在食物中存在 200～300 种或以上,再加上那些既可作为食物,又可作为药用的中药,则我们中国人的膳食中黄酮类摄入总数近千种左右。日本研究发现,其国人每天膳食中摄入黄酮类化合物的量在 1.0～1.5 克,且其中的槲皮素、大豆异黄酮生物利用度较高,在 15%～25%,因此膳食中多吃含有这些成分的蔬菜、水果对预防、治疗冠心病有益。

②含硫化合物。这类成分主要存在于大葱、大蒜中,具

有抗氧化、降血脂、抑菌等功效。

③芥子油苷类成分。芥子油苷存在于所有十字花科植物中，人体每日从膳食中摄入芥子油苷的量为10～50毫克，素食者每日摄入量可高达110毫克。芥子油苷的代谢产物如硫氰酸盐可在小肠完全吸收。据研究发现，芥子油苷在人体试验中发现具有抗肿瘤作用，且有临床意义。也就是说，芥子油苷抗肿瘤、预防心血管疾病的作用可以应用于临床治疗疾病，因此冠心病患者或者有高血脂、高血压、冠心病、脑血栓家族史的人应该在每天的膳食中增加菜花、芥蓝、卷心菜、白菜、萝卜、油菜等十字花科蔬菜的摄入。

④维生素C。具有加强血管弹性，减少隐性出血、防止出血等作用。研究发现，深绿色蔬菜中维生素C含量高。水果中青枣的含量高，除了青枣以外，柑橘类水果、猕猴桃中含量都较高。

⑤维生素E。具有保护细胞膜及细胞器膜，保护血管弹性等作用。维生素E广泛存在于种子、坚果等食物中，以小麦为例，麦胚中的维生素E含量很高。近几年来，为了提高植物油的质量，常常在一些植物油中添加维生素E，既延长了植物油的保藏时间（因为维生素E抗氧化），还增加了植物油的营养价值。

⑥微量元素。某些微量元素失调，可引发心血管疾病，如铬和锰缺乏是动脉硬化的因素之一。红糖中含较多的铬。五谷中的糙米、小麦和黄豆，蔬菜中的胡萝卜、白萝卜、茄子、大白菜和扁豆含锰较多。碘有防止脂质在动脉壁沉积的作用，因此多吃海带、海藻类食物对防治冠心病有一定的好处。

（2）谷薯类食物：加工精度低的谷类食物中含有较高的膳食纤维、维生素E、不饱和脂肪酸、无机盐和维生素B_1，具有预防冠心病的作用。

薯类食物中，山药是一种可以入药的食物，具有补脾益肾、降血糖、降血脂作用。

谷薯类及豆类食品中含有植物固醇如谷固醇、豆固醇，可以降低膳食中胆固醇的吸收，具有降低胆固醇、防治冠心病的作用。

（3）真菌类食物：菌类食品俗称蘑菇，含有丰富的膳食纤维、真菌多糖及无机盐，具有降血脂、降血糖、预防肿瘤发生的作用，这方面的功能尤以香菇、松茸为好。在日本有专门研究松茸的研究所，发现其对人体健康有多方面的保健作用。

219. 为什么冠心病患者饮食要"三少""五多"和"二戒"

冠心病患者在饮食上应做到"三少""五多""二戒"，具体是：

三少——少糖、少盐、少脂肪。糖、盐和脂肪的过量摄入都会引起动脉粥样硬化，加重心脏负担，从而引起冠心病。

五多——多吃蔬菜、水果、豆类、鱼类、牛奶。蔬菜、水果和豆类对血管有很好的保护作用，鱼肉能减缓动脉硬化的速度，牛奶能降低血液胆固醇，保护血管。

二戒——戒烟、戒酒。烟酒对血管的刺激非常大，会加重心脏负担。

220. 冠心病患者为什么不可吃得太饱

吃得太多,特别是高蛋白和高脂肪食物,会比较难消化,使腹部胀满,影响心脏的正常运转。饭后消化食物时,血液会集中到胃肠部位,人体冠状动脉部位的血液就会少,就会加重心肌缺氧、缺血,诱发心绞痛、心律失常。而晚餐如果吃得过饱,血脂、血液黏稠度就会升高,从而增加冠心病发生的风险。

所以,冠心病患者每餐以吃八分饱为宜,可少食多餐,每日以4~5餐为佳。

221. 冠心病患者宜常吃哪些五谷杂粮

(1)燕麦:燕麦含有丰富的可溶性纤维,能降低血液中胆固醇的含量,有效促进心脏健康,预防冠心病。连续吃1个月效果会非常好。

(2)红薯:红薯含有一种黏多糖物质,能保持血管壁的弹性,防止胆固醇堆积,防治动脉硬化和冠心病。

(3)大豆:含有大量的亚麻二烯酸,能降低胆固醇和血液的黏稠度。此外,经常吃些豆芽、豆腐及豆制品可保护心脏。

(4)小米和玉米:能影响血脂代谢和血栓形成,促进纤维蛋白溶解,抑制凝血或稳定血小板,防止血小板凝聚,从而防治冠心病。

(5)黑芝麻:含有不饱和脂肪酸和卵磷脂,能维持血管弹性,预防动脉硬化。

(6)薏苡仁:可以保护心脏健康。

222. 冠心病患者宜常吃哪些蔬菜

(1)大蒜和洋葱:可减少血液中胆固醇的含量,是胆固醇的清洁工,能把血管内胆固醇排出体外,预防动脉粥样硬化和冠心病。生大蒜调理效果高于熟大蒜。每人每日食用2～3枚大蒜即可,洋葱每日80～100克即可。

(2)魔芋:魔芋能减少胆固醇的堆积,从而预防高血压、动脉硬化。

(3)黄瓜:能促进身体废物的排泄,降低血液胆固醇含量。

(4)土豆:含有较多的维生素 C 和钠、钾、铁等,心功能不全的人,往往缺钾。

(5)菠菜:含丰富的叶酸,能有效地预防心血管疾病。此外,菠菜中的铁元素还可起到补血作用。

(6)空心菜:降低血液胆固醇和三酰甘油含量,有调血脂的作用。

(7)茄子:茄子的一些成分能与胆固醇结合,把胆固醇排出体外。

(8)韭菜:韭菜的一些成分能调节血脂,预防动脉硬化,能与胆固醇结合,把胆固醇排出体外。

223. 冠心病患者宜常吃哪些水果

（1）苹果：苹果富含果胶、维生素 C 及镁元素，能促进胆固醇从人体内排出，降低血液胆固醇含量，对于冠心病、高血压及动脉硬化有较好的防治作用。每天 1 个苹果，得冠心病的风险降低；每天 2 个苹果，血压不会升高。

（2）西瓜：西瓜含有大量的氨基酸、果糖、葡萄糖、蔗糖、盐类、维生素 C 等，能降低血压，对冠心病的防治大有益处。

（3）山楂：山楂中含山楂酸、柠檬酸、胡萝卜素、维生素等，可以增加冠状动脉血流量，对心肌缺血有一定的改善作用。另外，山楂还有较强的降血脂作用，能较好地预防冠心病的发作。

（4）香蕉：香蕉富含糖类、各种维生素，适合高血压及心脏病患者食用。尤其对大便秘结者更为有益，可以减少冠心病的诱发因素。

（5）猕猴桃：猕猴桃含有丰富的维生素、有机酸，对于消化不良、食欲缺乏、高血压、冠心病有较好的治疗与预防作用。

（6）草莓：草莓富含维生素 C，能增强血管细胞的抗氧化能力，预防动脉粥样硬化。

（7）菠萝：菠萝含有一种蛋白酶，可溶解血栓，防止血栓形成，进而防止冠心病复发。

224. 冠心病患者宜常吃海藻类食物

海藻含有丰富的蛋白质、维生素和无机盐,常吃可使血液保持弱碱性,能有效地降低血脂和血液黏稠度,防止血栓形成,从而起到预防冠心病、心肌梗死的作用。

常见的海藻食物有:海带、紫菜、龙须菜。

225. 冠心病患者可把坚果当零食吗

冠心病患者由于受血脂、血压等因素的影响,一般的零食不能吃得太多。不过,坚果类食物可适当吃一些,如花生、松子、核桃、腰果、瓜子等。

坚果类食物含有大量的不饱和脂肪酸,能清除人体内的胆固醇,降低三酰甘油量,防止动脉硬化,预防血管衰老,从而对冠心病、高血压有很好的调理作用。

226. 冠心病患者怎么吃鸡蛋

很多人认为鸡蛋中含有大量胆固醇,害怕引起或加重动脉硬化从而诱发冠心病,因此就不敢吃。其实,吃鸡蛋只要不过量,对防治冠心病反而是有益的。

鸡蛋中含有卵磷脂,能有效地调节血脂水平,降低血脂,促进血管畅通,从而降低冠心病的发病概率。

鸡蛋中还含有蛋氨酸和钙元素,它们也有防治动脉硬化和高血压的作用,对冠心病的治疗也有促进作用。

鸡蛋的胆固醇含量较高,但是适量的胆固醇对人体是有益的。鸡蛋中的胆固醇主要存在于蛋黄中,大概1个蛋黄的胆固醇含量能满足一个人一天身体所需,所以,只要不多吃鸡蛋,每天吃1个鸡蛋还是对人体无害的。如果每天饮食还通过其他食物摄入一些胆固醇,吃鸡蛋的时候可以吃半个蛋黄或者不吃蛋黄,只吃蛋白,这样就能减少胆固醇的摄入了。

不过,如果是高胆固醇血症患者,就尽量少吃或不吃鸡蛋,以免加重病情。

227. 冠心病患者忌吃哪些食物

高脂肪食物:如各类肥肉,以及肥肉馅、猪油、牛油、猪油、鸡油、奶油等。

高胆固醇食物:如猪皮、猪蹄、动物内脏、动物脑、蟹黄、鱼子、鱿鱼、墨鱼等。

高热能食物:如巧克力、糖果、甜品、冰激凌、蜂蜜等。

刺激性食物:如辣椒、胡椒、咖喱、芥末、烟、酒、咖啡、浓茶等。

228. 冠心病患者一天饮食搭配推荐

本食谱仅供参考,患者可根据体重、饮食习惯等进行调整。冠心病患者饮食总的原则是清淡、低盐、低脂,烹调食物时,植物油的用量每日不超过25克,盐的用量每日不超过5克。

（1）早餐：鲜牛奶 250 毫升，胡萝卜炒芹菜（胡萝卜 75 克、芹菜 25 克）。

（2）加餐：水果 1 个（梨 200 克）。

（3）午餐：红烧鱼（草鱼 100 克），香菇菜心（香菇 50 克、青菜心 150 克），馒头 125 克。

（4）晚餐：米饭 100 克，砂锅豆腐（豆腐 100 克、猪瘦肉 50 克、虾米 10 克、白菜 200 克、粉丝 15 克）。

229. 心绞痛患者饮食调理四大原则

心绞痛饮食调理的目的是改善心脏的血液循环，增强心脏的代谢能力，减少心脏的需氧量，因此要严格遵循下面几个原则。

（1）不宜过饱：少食多餐，饮食要节制，这是首先要遵守的大原则。

（2）低盐、低脂、低热能、低胆固醇：盐每日不可超过 5 克；只吃瘦肉，不吃脂肪含量高的肥肉；只食用植物油，每天用量也要控制在 5 茶匙左右；不吃动物内脏、脑等；牛奶要喝脱脂的。这些主要是为了防止动脉硬化，改善血流。

（3）多摄入纤维素：蔬菜、水果是一定要多吃的，如白菜、芹菜、苹果、香蕉等。

（4）多吃抗凝血食物：这类食物能促进心脏血液循环，加速心绞痛的恢复，如小麦芽、大豆、瓜子等；少吃或不吃菜花、西蓝花、蛋黄、深色蔬菜等富含维生素 K 的食物，因为维生素 K 有凝血作用，对心脏不利。

230. 心肌梗死患者三个时期怎么饮食调理

心肌梗死饮食调理的目的是缩小心肌缺血面积,促进心肌恢复生长,减少并发症。总的原则是清淡、低盐、低脂、低胆固醇,肥胖者适当减食,预防体重增长。

(1)急性期:前期禁食,发病后3日内,这个阶段基本是卧床休息,以流食为主,可吃米汤、藕粉、菜泥等,少食多餐,一天吃5~6次,禁止食用牛奶、豆浆、浓肉汤等容易引起胀气的食物。一定要少盐,每天不超过3克,因为盐会刺激心脏。

(2)稳定期:发病4日后至1个月内,食用半流质食物,如面条、面片、粥、肉末、麦片等。多吃含镁元素的食物,如深色蔬菜、海产品、小米等,因为镁能保护心肌,这个时候非常需要。饮水量不可过多,每天不超过1 000毫升,以减轻心脏负担。

(3)恢复期:发病1个月之后,病情比较稳定,可以按照心脑血管病常规调理方法来调理身体,促进身体恢复健康。

心肌梗死患者一定要少吃高脂肪、高胆固醇的食物,如动物内脏、动物脑、皮蛋、墨鱼、鱿鱼、蛋黄、肥肉、动物油、黄油等。

231. 心肌梗死各期的饮食有哪些

(1)急性期:发病后3日内,卧床休息,一切活动(包括进食)皆需专人护理。病后 1～3 日,以流质饮食为主,可给予少量菜水、去油过滤肉汤、红枣泥汤、米汤、稀粥、果汁、藕粉、口服补液等。豆浆、牛奶等可导致胀气,浓茶、咖啡等有刺激作用的食品不宜吃。每日饮食中液体总量 1000～1500毫升/天,分 5～6 次喂服,热能以 2 092～3 347.2 千焦(500～800 千卡)为宜,避免过热过冷,以免引起心律失常。一般建议低盐饮食,尤其是针对合并有心力衰竭的患者,但急性心肌梗死发作后,小便中排泄钠,导致钠丢失,因此若过分限制钠盐,也可诱发休克。应根据病情适当调整膳食。此外,对于不能口服进食的患者,尚可进行胃肠外营养补充。急性心肌梗死患者,因其不能活动,脾胃功能易受影响,因此食物须细软易消化。

(2)缓解期:发病 4 日至 4 周为缓解期。病情逐渐好转,可逐步将流食改为半流食,但仍应少量多餐。急性后期总热能可增至 4 184～5 020.8 千焦(1 000～1 200千卡),膳食宜清淡、富有营养且易消化。可进食粥、麦片粥、淡奶、瘦肉、鱼类、家禽、蔬菜和水果,食物不宜过热、过冷,并应少量多餐,注意保持胃肠通畅,以防止大便过分用力。3～4 周后,随着患者逐渐恢复活动,饮食控制也可适当放宽,但仍应控制脂肪和胆固醇的摄入,但伴有高血压或慢性心力衰竭的患者仍应限钠的摄入。肥胖者应减少摄食量,尤其要避免饱餐,因其可引起心肌梗死再次发作,这可能与餐后血脂水平增高,血液黏度增高引起局部血流缓慢,导致血小板易于凝集而致血栓形成有关。切要注意,对饮食也不能过分限制,以免造成营养不良、增加患者的精神负担。

(3)恢复期:发病超过 4 周,且病情稳定。随着活动量的增加，一般每天热能可保持在 4 184～5 020.8 千焦（1 000～1 200 千卡），供给足量的优质蛋白和维生素将有利于病损部位的修复，乳类蛋白、瘦肉、鱼类、蔬菜、水果等均可食用，绿叶蔬菜和水果是富含维生素 C 的食物，宜经常食用。每天的饮食中除了蔬菜、水果以外还要增加粗纤维素含量高的燕麦等，以保持大便通畅，避免排便费力。此外，恢复期后，为防止复发，控制膳食和维持理想体重还很重要，要避免吃得过饱并限制动物脂肪的摄入，胆固醇的摄入量控制在每日 200 毫克左右，戒烟、酒。

注意水和电解质平衡，饮水、食物中水及输液量应一并考虑，以适应心脏的负荷能力。如患者伴有高血压或心力衰竭，应限制钠盐的摄入量。但临床上亦观察到急性心肌梗死发生后，尿中丢失钠，因此钠盐摄入应根据血液生化指标及时调整。镁对缺血性心肌病有良好的保护作用，膳食中含一定量的镁，有助于降低心肌梗死的发病率与死亡率。成人镁的需要量为 300～400 毫克/日，有色蔬菜、小米、面粉、肉、海产品等镁含量较高。钾对心肌的兴奋性、传导性等均有影响，低钾血症易发生心律失常，故应注意如有低钾血症出现，饮食上应予调整。

急性心肌梗死伴心功能不全时，常有胃肠功能紊乱，饮食更应注意。发病开始的 1～2 日，仅给热水、果汁、米汤、蜂蜜水、藕粉等清淡、流质饮食，每日 5～7 次，每次 100～150 毫升。若患者的心律失常有所好转，疼痛减轻后，可逐渐添加瘦肉、蒸鸡蛋白、稀米粥等。病情逐渐恢复，病后 6 周可采用冠心病的饮食，但饮食仍需柔软、易于消化。

深秋和冬季是心肌梗死的多发季节，除了保暖防寒外，还应多吃性温、营养丰富的食物,尤以各种药粥最为适宜。陈旧性心肌梗死患者的饮食,可参照一般冠心病的饮食安排。

(4)每天半块豆腐有助于预防心血管病:每天至少保证吃半块豆腐,就可以有效地预防心血管疾病。

大豆中的蛋白质不但含量高,而且在质量上可与优质动物蛋白如鸡蛋、牛奶相媲美。1977年,美国科学家发现大豆蛋白具有降低血液中的胆固醇含量的效果,大量临床研究表明,每天只要至少摄取25克以上大豆蛋白,就可以降低血液中的胆固醇含量,有效预防心血管病。因此,1999年美国食品与药品管理局将大豆定为具有保健功能的食品。

那么,如果按照每天食用25克以上大豆蛋白来计算,每人每天应该食用多少豆制品呢?

专家认为,每天应至少吃半块豆腐。豆腐、豆浆中主要营养成分的含量不亚于牛奶。另外,与吃肉和喝牛奶相比,豆腐和豆浆等豆制品不含胆固醇。因此,不少营养学家称豆制品为物美价廉的保健食品。

近年来,科学家还发现,大豆蛋白经酶水解后能产生具有抗氧化、降血压及提高免疫力作用的多肽;大豆多肽具有降低血糖、血压、防止动脉硬化的功能。中国传统的大豆发酵食品,如豆豉、腐乳等就含有活性很高的功能性大豆多肽。事实上,流行病学研究表明,由于亚洲人的膳食中含有更多大豆制品,心血管疾病、乳腺癌、前列腺癌的发病率比美国和西欧人要低得多。因此,为了身体健康,每天食用半块以上豆腐非常有必要。

232. 冠心病患者的饮食注意事项

（1）心血管疾病患者少喝咖啡：常喝咖啡的人，血中胆固醇的含量升高。心肌梗死患者中，不喝咖啡者占 10%，每天喝 5～8 杯咖啡者占 48%。说明喝咖啡与冠心病有一定的关系。日本研究人员也证明，喝咖啡的人，饭后 2 小时血液中的游离脂肪酸增加，同时血糖、乳酸、丙酮酸都升高，这是由于咖啡因有升高血脂的作用。咖啡中的咖啡因可使人精神振奋、消除疲倦，但若饮用不当，也会影响人的健康。患有动脉硬化、高血压、心脏病等心血管病的老年人，就不宜多喝咖啡。

（2）冠心病患者少吃油炸、油煎食品：油炸、油煎食品除了能量较高以外，脂肪含量也较高，特别是油炸动物食品中饱和脂肪的含量偏高，对冠心病患者的血脂有升高作用。

233. 心力衰竭患者饮食的六个注意是什么

心力衰竭饮食调理的目的是减轻心脏负担，保护心脏功能，缓解心力衰竭引起的其他症状。总的饮食原则是清淡、易消化、限盐、限水、少食多餐。

清淡、少热能：低热能膳食，能使患者的净体重维持在正常或略低于正常的水平，可减少机体的氧消耗量，从而减轻心脏的工作负荷。

蛋白质不宜多：蛋白质过高会增加心脏额外的能量需

求,过低则会影响机体的代谢,一般每千克体重摄入蛋白质0.8克。

少盐、低钠:低钠饮食对右心衰竭患者的水肿、腹水有较好的影响。中度心力衰竭患者每日食盐的摄入量应在2.5克以内,重度心力衰竭者每日不得超过1.3克。钠不仅存在于食盐中,也存在于其他食物及调味品中,如味精、鸡精、防腐剂、食品添加剂和一些药物,心力衰竭患者要注意。不过,长期食用低钠饮食对身体也不好,要定期去医院检查,调整食用量。

限制水的摄入:严重心力衰竭的患者往往伴有肾功能减退的症状,在减少钠盐摄入的同时,要控制水的摄入,否则会加重心力衰竭。每天喝水、喝汤时应注意不多于1 000毫升。

注意钾、镁、钙的摄入:心力衰竭也可出现高钾血症,多见于严重的心力衰竭或合并肾功能减退的患者,这时应该用药物来排钾,不吃含钾较多的食物和水果。当心力衰竭时,常伴有镁的缺乏,可吃含镁较多的食物,如香菇、紫菜、苋菜、海带、黑木耳、银耳等。膳食中的含钙量要适中,因为高钙可使心肌收缩性增强,引起期外收缩和室性异位节律,低钙可使心肌收缩性减弱。

补充维生素:心力衰竭患者容易缺乏 B 族维生素与维生素 C,应及时补充。

234. 心力衰竭患者一天饮食如何搭配

心力衰竭恢复期每日饮食应少食多餐,每日 5～6 餐,不可过饱,要清淡,用植物油要少于 25 克,盐少于 3 克。

早餐:牛奶 250 毫升,小面包或馒头(低钠面粉 50 克)。

加餐:香蕉 1 根。

午餐:米饭 75 克,糖醋鱼片(鲤鱼 75 克)。

加餐:莲子红枣粥(莲子 15 克、大枣 15 克、大米 50 克)。

晚餐:瘦肉面片(猪瘦肉末 50 克、面粉 50 克),番茄冬瓜(番茄 50 克、冬瓜 200 克),橘子 150 克。

加餐:蛋糕 25 克。

235. 心律失常患者饮食调理方法有哪些

心律失常患者在饮食中应避免会使高血压、动脉硬化等病情加重的食物,同时还应限制热能供给,减轻心脏负担,从而达到恢复身体健康的目的。

(1)少食多餐:避免过饥或过饱,特别是过饱,会增加心脏负担,加重原有的心律失常。

(2)限制盐及水的摄入:有水肿和心力衰竭者,饮食中不得加盐和酱油。

(3)限制热能和蛋白质:热能摄入一般每日每千克体重104.6~146.44 焦(25~35 卡),肥胖者不高于 104.6 焦(25卡)。蛋白质一般按每日每千克体重 1~1.5 克供给,出现心力衰竭及高血压时,应控制在每日每千克体重 1 克以内。

(4)少吃高脂肪、高胆固醇的食物:如动物内脏、蛋黄、螃蟹、鱼子等。

(5)补充维生素和矿物质:如维生素 C、钙、磷,可维持心肌的营养和脂类代谢。多吃新鲜蔬菜及水果,同时还可防止便秘。

禁食刺激性食物：如烟酒、浓茶、咖啡及辛辣调味品，因为它们会刺激心脏及血管，所以不要食用；少食生萝卜、生黄瓜、圆白菜、韭菜、洋葱等会导致胃肠胀气的食物，以免影响心脏活动。

心律失常患者一天的饮食次数安排可参考心力衰竭，两者比较类似。

236. 高血压的膳食原则有哪些

高血压患者除了积极进行药物治疗外，还需要科学的膳食调理。

（1）控制体重：体重每增加 12.5 千克，收缩压可升高 10mmHg，舒张压可升高 7mmHg。控制体重可使高血压的发生率减低 28%～40%，减轻体重可通过限制能量摄入和增加体力活动实现，简单来说，就是"管住嘴、迈开腿"。

（2）改善膳食结构

①限盐。正常情况下，人体对钠盐的需要量为 5 克/日，高血压患者盐的摄入量应在 1.5～3 克。但是在日常生活中，人们膳食中钠盐为 10～15 克，远远超过机体的需要量。一般来说，每 5 毫升酱油相当于 1 克食盐（一个啤酒瓶盖可盛装 3 克食盐），咸菜、泡菜中含盐量高。很多加工食品由于调味的需要，也可能含有一定量的食盐。

②增加钾的摄入。蔬菜、水果中含钾量丰富，如绿叶菜、豆类、根茎类、香蕉、杏等。

③增加钙的摄入。多吃一些钙含量高的食物如虾皮、

芝麻酱等;奶制品中钙的含量高、吸收好,应适当增加奶及奶制品的摄入,血脂高的高血压患者可选择脱脂牛奶或脱脂酸奶。

④保持良好的脂肪酸比例。研究表明,饱和脂肪酸、单不饱和脂肪酸、多不饱和脂肪酸的比例为 1∶2∶1 时,可预防心血管疾病。同时高血压患者脂肪摄入量应控制在总能量的 25% 或者更低。饱和脂肪酸主要存在于动物油脂及动物性食品中;植物油中富含不饱和脂肪酸,其中橄榄油、山茶油富含单不饱和脂肪酸,而花生油、大豆油、葵花籽油、玉米油富含多不饱和脂肪酸。

⑤多吃优质蛋白质。动物蛋白及大豆蛋白被称为优质蛋白。一般来说,膳食中优质蛋白质的量要占总摄入蛋白质的 30% 以上。

⑥限制饮酒。酒精可以导致血压的升高,饮酒要适量,酒精要限制在每天 25 克以下,必要时完全戒酒。

237. 具有降血压作用的蔬菜水果有哪些

(1)蔬菜类:蔬菜能有效降低血压,可能与所含有的氨基酸有关。虽然仍未清楚蔬菜如何对血压产生直接影响,但蔬菜含有较少的盐分及热能,抗氧化维生素和膳食纤维的含量也较高,有助于预防糖尿病,亦有助于预防高血压及心脏相关疾病。下列蔬菜具有降压作用,可作为高血压患者的膳食选择。

①荠菜。初春采其幼苗做菜食用,清香可口。荠菜在全国各地区都有分布。

②莼菜。以江苏太湖、杭州西湖所产为佳。在动物实验中,其黏液质部分有抗癌和降血压的作用。每天取新鲜莼菜 50 克,加冰糖适量炖服,对高血压有一定改善作用。

③刺菜。又名刺儿菜、小蓟草,在全国各地均有分布,系野生菜。早春时节可采摘后烹调食用,也可晾晒干燥后泡茶饮用。

④菠菜。新鲜菠菜置沸水中烫约 3 分钟,以麻油凉拌食用,可改善便秘、头痛、目眩、面赤等症状,可经常食用。

⑤马兰头。具清凉、去火、止血、消炎的功效。马兰头凉拌豆皮,可改善高血压患者头晕、眼球胀痛的症状。

另外,还有木耳、芥菜、芹菜等,在高血压患者选择膳食时,都可选用。

(2)水果类:水果中含有多种维生素、微量元素和某些药用成分,能改善心肌功能,有助于维持人体内体液的酸碱平衡。

①山楂。中医学认为,山楂可以消食化积,特别善于消除肉积。也就是说,山楂具有促进肉食消化、加速脂肪分解作用。山楂中富含可溶性膳食纤维,可以吸附脂肪特别是肉中的饱和脂肪,抑制脂肪的吸收,因此山楂具有降脂的作用。另外,山楂还有抑菌、强心、扩张血管、降低血压、降低胆固醇等作用,对高血压、高脂血症、冠心病等都有一定疗效。

鲜山楂 30 克,苹果 30 克,鲜芹菜根(洗净切碎)2 个,调和后放入碗中,加冰糖少许,水适量,隔水清蒸,汤渣同服,每两天食用 1 次,半个月为 1 个疗程,对高血压的改善有一定效果。

②苹果。水果中含丰富的有机酸,如苹果中含苹果酸、枸橼酸等,有机酸有一定的降压、软化血管的作用;苹果中还含有膳食纤维、维生素 C 等及大量的钾,对治疗高血压病有利。常吃苹果对高血压患者有益。

③西瓜。西瓜具有降压利尿作用。西瓜汁中含糖分、维生素及钾,中医学认为可以消烦、止渴、利尿,另外研究发现西瓜可降低血脂、软化血管、降低血压。高血压病患者可适量经常饮用鲜西瓜汁或用西瓜皮煮的水;也可用风干的西瓜皮 30 克,决明子 15 克,煎汤代茶饮,疗效较好。

④香蕉。含果胶、维生素 C、烟酸及多种无机盐,尤其含钾丰富。香蕉中所含维生素 C、烟酸有利于增强血管壁的弹性。多食香蕉,可防治高血压引起的脑出血。

⑤橘子。含大量维生素 C、枸橼酸等十余种成分,多吃蜜橘能提高肝的解毒作用,加速胆固醇转化,防止动脉粥样硬化。用橘子皮(中药陈皮)泡水作茶饮,可以改善烦躁、抑郁的情绪,有益于高血压的改善。饭后吃 1 只橘子,可消除高血压引起的消化功能紊乱。

⑥柿子。含大量的糖类、维生素 C、胡萝卜素、烟酸和多种微量元素,且柿子中鞣质含量高,对高血压、动脉粥样硬化患者有良好的效果。

⑦菠萝。菠萝含糖、钾和菠萝蛋白酶,有抗水肿和抗炎、抗风湿,抗血栓的作用。常吃菠萝能预防高血压性水肿、脑血栓,改善血液循环。

238. 高血压患者宜常吃哪些食物

芹菜:富含纤维、钙、磷,能有效降低血清胆固醇,净化血液,保护血管,是配合治疗高血压的蔬菜。

生姜:能防止血液凝集,预防高血压。

番茄:能增强血管壁的弹性,降血压,降胆固醇,还能预防便秘。

香菇:能降低血脂,降低胆固醇,对高血压合并高脂血症者有效。

胡萝卜:能增加动脉流血量,降低血压、血脂。

海带:能减少对胆固醇的吸收,降低血压。

芥菜:抗氧化能力很强,对防治高血压引起的眼底出血很有效。

茄子:能降低血清胆固醇,提高血管抵抗力,防止血管出血,降低血压,

香蕉:含有钾离子,能有效抑制血压升高。

葡萄酒:能软化血管,降低血压。

239. 高血压患者忌吃哪些食物

味精:含有钠离子,会升高血压。

狗肉:能加重高血压的病情,所以不宜食用。

酒:饮酒可使心率增快,血管收缩,血压升高,还可促使钙盐、胆固醇等沉积于血管壁,加速动脉硬化,加重高血压。因此,高血压患者应戒酒。

浓茶：茶中的茶叶碱可引起大脑兴奋，从而使血压上升，而饮清淡绿茶则有利于高血压病的治疗。

其他刺激性食物：辣椒、胡椒、咖喱、芥末、生大蒜等。以下推荐高血压患者一天饮食搭配。

早餐：小米粥（小米 50 克），馒头（面粉 25 克）。

午餐：米饭 200 克，清蒸鱼（鲫鱼 100 克），炒青菜（青菜 200 克），苹果 200 克。

晚餐：米饭 100 克，肉末豆腐（猪瘦肉末 50 克、豆腐 100 克），拌黄瓜（黄瓜 100 克），糖渍番茄（番茄 100 克、白糖 10 克），鸭梨 100 克。

加餐：鲜牛奶 250 毫升。

本食谱仅供参考，患者可根据体重、饮食习惯等进行调整。高血压患者饮食总的原则是清淡、低盐、低脂。烹调食物时，植物油的用量每天不超过 25 克，盐的用量每天不超过 6 克。

240. 心力衰竭的饮食原则是什么

饮食治疗与药物治疗彼此联系且相辅相成，饮食治疗在心力衰竭的治疗中占有重要的地位，有助于控制体内的钠、水潴留，减轻心脏负荷，调节水、电解质平衡，预防和减轻水肿。以下为心力衰竭患者的饮食原则。

（1）限制钠盐的摄入：食盐含钠 391 毫克/克。为预防和减轻水肿，应根据病情选用低盐、无盐、低钠饮食。低盐饮食指烹调用食盐的量在 2 克/日以内，或相当于酱油 10 毫升（每 5 毫升酱油含食盐 1 克），全天主、副食的含钠量应少于1 500毫克。无盐饮食即烹调时不加食盐及酱油,全天主、副食中含钠量小于700毫克。低钠饮食除烹调时不加食盐及酱油外,全天主、副食含钠量小于500毫克。若大量利尿时应考虑会丢失钠,应适当在饮食中增加食盐量以预防低钠综合征。

(2)限制水的摄入:对于充血性心力衰竭,一般水的潴留常继发于钠的潴留。身体内潴留7克氯化钠的同时,必然潴留1升水,才能维持体内渗透压的平衡,故在采取低钠饮食时,可不必严格限制进水量。事实上,摄入液体反可促进排尿而使皮下水肿减轻。国外学者认为,在严格限制钠盐摄入的同时,每日摄入2 000～3 000毫升水,则钠和水的净排出量可较每日摄入1 500毫升时高,但超过33 000毫升时则不能使钠和水的净排出量有所增加,考虑到这种情况,加上过多的液体摄入可加重循环负担,故国内学者主张对一般患者的液体摄入量限为每日1 000～1 500毫升(夏季可为2 000～3 000毫升),但应根据病情及个体的习惯而有所不同。对于严重心力衰竭患者,尤其是伴有肾功能减退的患者,由于排水能力降低,故采取低钠饮食的同时,应适当控制水分的摄入,否则可能导致稀释性低钠血症,该症是顽固性心力衰竭的重要诱因之一。一旦有这种情况发生,应将液体摄入量限制为500～1 000毫升,并采用药物治疗。

(3)调控钾的摄入:钠钾平衡失调是充血性心力衰竭中最常出现的电解质紊乱之一。缺钾在临床中最常见,主要发生于摄入不足(如营养不良、食欲缺乏和吸收不良等),额外丢失(如呕吐、腹泻、吸收不良综合征),经肾脏丢失(如肾病、肾上腺皮质功能亢进、代谢性碱中毒、利尿药治疗)及其他情况(如胃肠外营养、透析等)。缺钾可引起肠麻痹、严重心律失常、呼吸麻痹等,可导致严重后果。故长期使用利尿药的患者应鼓励其多摄食含钾量较高的蔬菜与水果,如香蕉、橘子、枣、番木瓜、马铃薯、叶类蔬菜等。必要时应进行补钾治疗,或将排钾与保钾利尿药配合应用。

另一方面,当钾的排泄低于摄入时,则可产生高钾血症,见于严重的心力衰竭,或伴有肾功能减退及使用保钾利尿药。轻度患者可采用控制饮食中钾和钠,停用保钾利尿药,中度或重度高钾血症应立即采用药物治疗。

(4)热能和蛋白质不宜过高:一般来说,不必过严限制蛋白质的摄入量,可按每天每千克体重1克(每天50~70克)供给,若心力衰竭严重时,则应减少蛋白质的供给量,以每天每千克体重0.8克为宜。消化、吸收、利用蛋白质耗能高,额外增加了心脏负荷,故应按照疾病程度来限制。

肥胖可引起膈肌的抬高、肺容积的减少及心脏位置的变化,不利于循环和呼吸,特别是当心力衰竭发生时。因而肥胖成为导致心力衰竭更加严重的因素。宜采用低热能饮食,以使患者的空腹体重维持在正常或略低于正常的水平。而且低热能饮食可减少身体的氧消耗,从而减轻心脏的工作负荷。

(5)糖类的摄入:每天摄入300~350克谷类食物。谷类食物糖类含量高,易于消化,在胃中停留时间短,排空快,可减少心脏受胃膨胀的压迫。特别应选吃淀粉及多糖类含量高的食物如精制大米和面粉,少吃精制糖(如蔗糖)、甜点心,预防肥胖及三酰甘油升高,并预防粗粮中的粗纤维引起胀气。

（6）控制脂肪摄入：肥胖者应限制脂肪的摄入量,应按40～60克/日供给。每日烹调用油控制在 25 克以内。脂肪类食物产热能高,不利于消化,在胃内停留时间较长,使胃饱胀不适。过多的脂肪能抑制胃酸分泌,影响消化,导致脂肪堆积。若腹部脂肪过多使横膈上升,会压迫心脏,使人感到闷胀不适。

（7）补充维生素：充血性心力衰竭患者经常无食欲,食用低钠饮食味道贫乏,故膳食应注意富含多种维生素,如口味清淡、刺激食欲的鲜嫩蔬菜、山楂、鲜枣、草莓、香蕉、橘子等,必要时应口服补充 B 族维生素和维生素 C 等。若维生素 B_1 缺乏可致脚气性心脏病,并诱发高排血量型的充血性心力衰竭。叶酸缺乏可引起心脏增大伴充血性心力衰竭。因此应多摄入绿叶蔬菜、含维生素 C 较高的水果。

（8）控制电解质平衡：钾的平衡失调是充血性心力衰竭中最常见的电解质紊乱之一。心力衰竭患者应增进含钾丰富的蔬菜、水果的摄入。

钙与心肌的收缩性密切相关。高钙可引起期外收缩及室性异位收缩,低钙又可使心肌收缩性减弱,故保持钙的平衡在治疗中有积极意义。镁能帮助心肌细胞消除毒性物质,维持正常节律,充血性心力衰竭可因镁摄入不足导致,利尿药等药物可引起镁排出过高或吸收不良,如不及时纠正,可进一步加重心力衰竭甚至诱发洋地黄中毒。增加镁的摄入对治疗有利,可适当选择富含钙、镁的膳食营养素作为补充剂。以下为心力衰竭患者食谱。

早餐：煮鸡蛋半个（约 35 克）,大米粥 1 碗（大米 50 克）,凉拌冬菜末 50 克。

午餐:肉末炒碎小白菜1盘(肉50克、小白菜100克),糖醋笋丝1盘(莴笋100克),软米饭1碗(大米100克)。

晚餐:烩西红柿鸡蛋白1盘(西红柿100克、蛋白2个),熘茄丝1盘(茄丝100克),软米饭1碗(大米100克)。

241. 心力衰竭患者药膳有哪些

(1)葶苈子大枣粥:葶苈子10~20克,大枣5~10枚,糯米150~250克。葶苈子用水煎3次,合并水煎液,加入大枣、糯米,共煮成粥。心急气喘,咯吐痰涎的心力衰竭患者可食用。

(2)人参、黄芪炖老母鸡:老母鸡1只,加入人参片10克,黄芪片30克及炖鸡料,炖熟后食用。本方适用于心力衰竭体弱者。

(3)黄芪人参饮:黄芪20克,人参10克,麦冬、五味子各10克,丹参12克。水煎,分2~3次服,每日1剂。

(4)赤小豆煲鲤鱼:赤小豆90克,鲤鱼300~500克。煲炖,熟烂后服食,1日数次。

(5)黄芪粳米粥:黄芪30~60克,粳米100克,红糖少量,陈皮末1克。先将黄芪煎煮3次,取汁,再加入粳米、红糖同煮,待粥成时加入陈皮末少许,稍沸即可,早晚温热分服。

(6)莱菔子粥:莱菔子15克,粳米100克。莱菔子洗净,除去杂质,装入纱布袋内,扎紧袋口。纱布袋放入锅内,加清水适量,用中火熬成汁,取出纱布袋不用。粳米洗净后与汤汁放入锅内,用武火煮沸后,转用文火煮至米烂成粥。每日 2 次,作早、晚餐食用。利水消肿明显。

(7)白茯苓粥:白茯苓粉 15 克,粳米 100 克。粳米、茯苓粉放入锅内,加水适量,用武火煮沸后,转用文火炖至米烂成粥。每日 2 次,早、晚餐食用。利尿效果较好。

(8)莱菔子山楂大枣汤:莱菔子 10 克,山楂 50 克,大枣 100 克。将莱菔子用小纱布袋装好,大枣、山楂去核,洗净一同放入锅内煮熟即可食用。每日 2 次,早、晚餐服用。具有利尿、补血、消食作用。

242. 动脉粥样硬化的膳食原则是什么

(1)控制总能量摄入、保持合理体重。

(2)限制脂肪和胆固醇摄入。

(3)提高植物蛋白摄入,少吃甜食。

(4)保证充足的膳食纤维摄入。

(5)供给充足的维生素和无机盐。

(6)饮食清淡、少盐和少饮酒。

(7)适当地吃保健食品。

243. 动脉粥样硬化合理膳食结构是怎样的

(1)保持热能均衡分配,饥饱不宜过度,不要偏食,切忌暴饮暴食或塞饱式进餐,改变晚餐丰盛和入睡前吃夜宵的习惯。

(2)主食应以谷类为主,粗细搭配。粗粮中可适量增加玉米、高粱、燕麦等粗粮成分,保持糖类供热能占总热能的55％以上。

(3)增加豆类食品,提高蛋白质利用率,以干豆计算,平均每日应摄入 30 克以上,或豆腐干 45 克或豆腐 75～150 克。

(4)在动物性食物的结构中,增加含脂肪酸较低而蛋白质较高的动物性食物,如鱼、禽、瘦肉等,减少陆生动物脂肪,最终使动物性蛋白质的摄入量占每日蛋白总摄入量的20％,每日总脂肪供热能不超过总热能的 25％。

(5)食用油保持以植物油为主,每人每日用量以 25～30克为宜。

(6)膳食成分中应减少饱和脂肪酸,增加不饱和脂肪酸(以人造奶油代替黄油,以脱脂奶代替全脂奶),使饱和脂肪酸供热能不超过总热能的 10％,单不饱和脂肪酸占总热能的 10％～15％,多不饱和脂肪酸占总热能 7％～10％。

(7)膳食中胆固醇含量约为 200 毫克/日。

(8)保证每人每日摄入的新鲜水果及蔬菜达 400 克以上,并注意增加深色或绿色蔬菜比例。

(9)减少精制米、面、糖果、甜糕点的摄入,以防摄入热量过多。

(10)膳食成分中应含有足够的维生素、无机盐、植物纤维及微量元素,但应适当减少食盐摄入量。

(11)少饮酒,最好不饮。

244. 膳食中具有抗动脉粥样硬化的活性成分有哪些

(1)ω-3(或者称作 n-3)脂肪酸:深海鱼、马齿苋、紫苏种子、月见草种子、亚麻子中含量较高。

(2)多肽:深海鱼。

(3)槲皮素:洋葱、芹菜、橘类水果。

(4)大豆异黄酮:大豆(黄豆、黑豆、青豆)及其制品含量高。

(5)花青素类:葡萄、黑米、黑豆、紫米、有色谷类、有色豆类、木耳等。

(6)类胡萝卜素:包括β-胡萝卜素、番茄红素、叶黄素、玉米黄素等,胡萝卜、番茄、杞果、玉米等含量高。

(7)植物固醇:谷类(粗粮含量高)、豆类食物。

245. 预防动脉粥样硬化的食物有哪些

(1)生姜:含有姜酚、挥发油等成分,具有明显的降血脂和降胆固醇的作用。动物实验证明,生姜可抑制肠道对胆固醇的吸收,使血液中胆固醇含量降低。

(2)大蒜:含蒜辣素等成分,具有明显的降脂作用,是预防高脂血症和动脉粥样硬化的佳品。

(3)洋葱:具有降低血脂、防止动脉粥样硬化和预防心肌梗死的作用。

(4)茄子:烟酸含量高,且含有原花青素类成分。研究发现,这些成分能增加毛细血管的弹性,对防治高血压、动脉硬化及脑卒中有一定的作用。

(5)木耳:含多糖类成分,可溶性膳食纤维含量高,经常吃木耳能降低血液中的胆固醇,可减肥和抗癌。

(6)燕麦:含有维生素 B_1、烟酸及丰富的可溶性膳食纤维,具有降低血液中胆固醇和三酰甘油的作用,常食可预防动脉粥样硬化。

(7)红薯(马铃薯):含有较高的黏多糖,有助于保持动脉血管的弹性。

(8)山楂:总黄酮含量较高,且可溶性膳食纤维丰富。另外,山楂中有机酸、维生素 C 含量丰富,具有强化心肌,增加心肌收缩力,保护血管的作用,还能降低血清中的胆固醇。因此,心脑血管患者多食山楂有益。

(9)茶叶:含茶色素和茶多酚,可提神、利尿、消腻和降脂。经常饮茶,可防止体内胆固醇水平升高。

(10)海鱼:海水鱼特别是深海鱼的鱼油中不饱和脂肪酸较多,特别是 ω-3 不饱和脂肪酸含量较高。临床研究发现,多食鱼者,其血浆胆固醇、三酰甘油降低。深海鱼摄入量最高的因纽特人心脑血管病发病率低。因此,海鱼有预防动脉硬化及冠心病的作用。

(11)柑橘:含有丰富的维生素 C,多吃可以提高肝脏的解毒能力,加速胆固醇的代谢及排除,降低血清胆固醇和三酰甘油的含量。

(12)乌梅:乌梅中含有丰富的黄酮类化合物及原花青素、花青素类成分,可降低血液中的胆固醇及三酰甘油,西梅也有类似功效。

246. 脑卒中患者饮食的原则是什么

得了脑卒中,日常饮食更要多注意,这里总结几条大的原则,只要能做到,基本就能达到预防脑卒中,帮助脑卒中患者恢复健康的作用。

每天 1 袋奶:既补充了钙、蛋白质等营养,又能降低动脉硬化的风险。

每天 300 克主食:早、中、晚分开食用,午饭最多,以提供能量,促进人体代谢。

每天 150 克优质蛋白:早、中、晚各 50 克,可以是鱼、肉、蛋,只要不重复就好。

每天 500 克蔬菜或水果:多摄入纤维素,降压、降胆固醇,预防动脉粥样硬化。

少食多餐:每天吃 4~5 顿,少食多餐,每次七八分饱最合适。

247. 脑卒中患者宜常吃哪些五谷杂粮

(1)大豆:能净化人体血液,均衡人体营养。

(2)黑米:富含氨基酸和各种维生素、无机盐,对缓解脑卒中引起的头晕目眩、腰膝酸软非常有效。

(3)玉米和绿豆:调理血脂,防止血脂异常,防治会引起脑卒中的动脉硬化等疾病。

(4)杏仁:保护心脏功能,使血液正常循环。

(5)红薯:抗氧化能力强,能防止血管老化,减轻动脉硬化。

(6)燕麦:具有降低血清胆固醇、三酰甘油、脂蛋白等功能。

(7)花生:可降低血液胆固醇,降低血压。

(8)核桃:含丰富的磷,可营养脑神经,还含有大量亚油酸,可防治动脉硬化。

248. 脑卒中患者宜常吃哪些蔬菜

(1)番茄:保护高密度脂蛋白,防止血脂异常,减轻动脉硬化。

(2)黑木耳和香菇:两者都含有多糖物质,有降低胆固醇和三酰甘油的作用;黑木耳还有抗凝血作用,能防止动脉硬化。

(3)大蒜和洋葱:能减少血液中胆固醇的含量,预防动脉硬化。

(4)芹菜和白菜:两者都含有大量维生素,能促进消化,降低胆固醇。

(5)苦瓜:富含 B 族维生素和维生素 C,能维护心脏正常功能,防止动脉粥样硬化。

(6)马齿苋:含有不饱和脂肪酸、钙、钾等营养物质,能抑制血清胆固醇和三酰甘油的形成,有抗凝血作用,可防止血栓形成,保护血管。

(7)蕨菜:富含多种微量元素和氨基酸,能恢复脑细胞,降血压。

(8)海带和紫菜:含碘、镁等无机盐及各种多糖类,能调节血脂,抗凝血,抗氧化性高,能保护血管。

249. 脑卒中患者宜常吃哪些水果

(1)橘子:能降低脑卒中的发病概率,保护脑血管。

(2)草莓:富含维生素和果胶,可防治动脉粥样硬化,降血压。

(3)猕猴桃:含有丰富的维生素、硒元素,可降血压、调血脂。

(4)西瓜:富含多种维生素、氨基酸和无机盐,能降低血压。

(5)苹果:富含果胶、维生素 C 及镁元素,能降低血液中胆固醇含量,降低血压。

(6)石榴和木瓜:能软化血管,促进血液流通。

250. 不吃早餐易引发脑血管疾病吗

老年人不吃早餐,对脑血管的危害非常大。

人在睡觉的过程中,会因各种代谢作用,失去大量水分,此时血液浓度大,流动变慢,如果不吃早餐,不补充水分,动脉中的血液就会出现高凝状态,堵塞脑部动脉,引发脑梗死等脑血管疾病。

因此,老年人早上一定要吃早餐,补充水分,尤其有动脉粥样硬化的人更要注意,这样就能预防清晨心脑血管病的发生。

251. 脑卒中急性期该怎么吃

脑卒中急性期饮食调理的目的主要是保护脑组织,恢复脑功能,治疗后遗症,防止脑卒中复发。

(1)少吃肉类:羊肉、动物内脏、蛋黄、肥肉等要少吃,否则会加重脑血管的负担。

(2)多吃蔬菜和水果:防止便秘,避免更严重的情况发生。建议吃萝卜、芹菜、黄瓜、菠菜、苹果、梨等。

(3)少吃盐和糖:每天盐的摄入量为正常量的一半左右,3克为佳,不超过5克,要严格控制。少盐和少糖有利于降低血压,减轻血管负担。

(4)不吃容易胀气的食物:如红薯、豆类,以防止呕吐。

(5)多食流质:流质食物比较容易吸收。

如果患者不能自己进食,就通过鼻子灌输营养液,保持人体能量的供给。

252. 脑卒中恢复期的饮食要素是什么

脑卒中度过急性期后,常会遗留一些运动、语言、感觉障碍,这时候就要加强营养,促进身体早日恢复。

(1)半流食或软饭:脑卒中恢复早期,人体的胃肠消化功能还比较弱,这个时候半流质或软饭能减轻胃肠压力,促进营养吸收。此时宜多进食牛奶、米粥、面条、馄饨、包子等,随着病情好转,可以吃米饭,也可适当吃些粗粮。

(2)低脂和低胆固醇:高血压和动脉硬化是导致脑卒中

的主要原因，低脂肪、低胆固醇食物可保护血管，防止血管损伤加重。因此，宜吃植物油、新鲜蔬菜及水产品。

（3）限盐：食盐每天摄入量不宜高于3克，这样可减轻血管负担。

（4）忌刺激性食物：不能吃辣椒、胡椒、大葱、烟酒等刺激性食物，否则会加重胃肠负担。

253. 脑卒中患者一天饮食搭配有哪些

脑卒中患者合理的饮食能缩短治疗时间，提高治愈率，降低复发率。在这里为脑卒中患者推荐一天三餐的安排，供大家参考。

早餐：鲜牛奶200毫升，1个小肉包，1块蛋糕。

午餐：米饭200克，蔬菜200克，肉或鱼50克。

晚餐：米饭100克，蔬菜200克，豆制品100克。

上午与下午可适当吃些水果，作为三餐的补充。

这个食谱不仅适合脑卒中患者，高血压、高脂血症患者也适用。食谱中的粥、蔬菜、鱼、肉、豆制品，都可以根据营养需求交叉吃，不用特别固定哪一种，可以根据自己的生活来具体安排。

254. 脑卒中患者的饮食原则有哪些

（1）限制脂肪摄入：烹调时不用动物油，而用植物油如豆油、花生油、玉米油等，用量为每人每日25～30克，每月在750克以内为宜。限制食物中胆固醇的摄入量，每日每人应在 200 毫克以内,也就是说,每周可吃 2~3 个蛋黄。

(2)控制总热能、保持合适体重:膳食中控制脂肪特别是动物脂肪的摄入,少吃肥肉,促进血脂下降,体质指数(BMI)控制在 24 以内。

(3)适量增加优质蛋白质:可选择吃一些瘦肉、去皮禽肉,多食鱼类,特别是海鱼;每日要吃一定量的豆制品,如豆腐、豆皮、豆芽等,有利于降低血液胆固醇及低密度脂蛋白胆固醇。

(4)精制糖及甜食要少吃:减少点心、糖果和饮料的摄入。饮用含糖饮料后,体内的糖会转化成脂肪,并在体内蓄积,增加血糖、血脂及血液黏稠度,对脑血栓的恢复极为不利。若脑血栓患者同时患有糖尿病并应用降糖药而产生低血糖时,可适当饮用饮料以防止血糖继续下降,当一过性低血糖缓解后,就不要再饮甜饮料了。

(5)采用低盐饮食:脑血栓患者食盐的用量要少,每日食盐 3 克,可在烹调后再加入盐拌匀即可。

(6)餐次安排可采用一日三餐或一日四餐:三餐的能量分配分别为 30%、40%、30%。对于部分牙齿咀嚼功能较差、消化能力弱的脑卒中患者,可采取少量多餐,每日进食四餐。每餐进食以 7~8 成饱为宜。

(7)经常饮水:脑血栓的患者在清晨和晚间要经常饮水,这样可以稀释血液,防止血栓的形成。

255. 脑卒中恢复期如何进行饮食调理

脑卒中患者经过救治度过急性期,病情控制后常遗留一些运动、感觉和语言的障碍,影响患者的生活质量。此时除了要加强肢体功能锻炼、语言训练及心理护理外,还须重视饮食调理,以保证患者饮食合理,营养得当,提高人体代谢水平,增强防御能力,促进早日康复。

(1)要少食多餐,吃易消化的食物:由于肢体功能障碍,患者仍需较多时间卧床休息,活动相对减少,致使胃肠蠕动减弱,消化液分泌减少,若一次吃得过饱就会引起消化不良,食欲不振。因此,要采取少食多餐的方法,每餐进食不要过量,七八分饱即可,可增加每日进餐次数,以 4~5 餐为宜。脑卒中恢复早期应以半流食或软饭为主,如豆腐脑、面条、小米粥、馄饨、米饭、包子、面包等。随着病情好转和活动量的增加及消化功能的改善,可逐渐增加饮食内容,如米饭、面条,还可适当增添一些粗粮。

(2)要注意营养搭配:脑卒中的主要诱因是动脉粥样硬化和高血压,对此必须积极防治,饮食营养要保证低脂肪、低胆固醇,以防止血管损害加重。因此,要尽量以植物油如豆油、芝麻油、菜籽油、花生油、橄榄油等为烹调用油。不过,植物油也不宜过多,以免形成肥胖。

要多吃新鲜蔬菜及水产品,如萝卜、青菜、海带、紫菜等,以补充维生素和保证摄入足够的润肠食物,以防便秘发生。

(3)要注意饮食禁忌:食盐量限制在每天 3 克以内,以防止水钠潴留,减轻心脏负担。葱、辣椒、咖啡等刺激性食物和油腻食物要禁食,以防止加重胃肠负担。对于半身不遂的患者要协助进食,注意对口眼歪斜的患者要从健侧进食,以免发生呛咳。

256. 脑梗死患者恢复期的饮食原则有哪些

脑梗死会给脑神经系统带来损伤,有的会造成偏瘫。因此,饮食调养对保持体能,促进身体恢复非常重要。

(1)饭菜要温热,忌寒凉:老年人体质较弱,如果吃寒凉食物,会损伤人体,降低身体恢复速度。

(2)食物要做熟吃:熟的食物细菌少,有利于人体消化吸收,尤其是夏天,蔬菜类、肉蛋类充分烹饪熟了再吃,可预防疾病发生。

(3)多喝水:早、晚喝水有利于体内废物的排出,可以维持身体的代谢平衡,促进血液循环,防止血管栓塞。夏季饮水是预防脑梗死的关键。

(4)高蛋白、低脂肪、低糖、低盐:这些是心脑血管病调理常规的饮食原则,具体吃法可参考第一章。

(5)多吃富含纤维素的食物:脑梗死患者往往容易便秘,这个时候多吃含纤维素的食物,能预防便秘,防止血管突然出血,防止加重病情。

(6)补钙和补钾、补镁:脑梗死患者往往会长时间卧床,钙流失会非常严重,因此要注意补充钙。补钾和补镁有助于降低血压,促进人体对钙的吸收,预防动脉硬化。

(7)吃饭要慢、细:脑梗死患者恢复期吞咽能力较弱,吃饭宜慢一点,所有食物颗粒不要大,以防堵塞食管。

(8)其他:戒烟戒酒,少饮浓茶、咖啡。

如果患者进食不太方便,推荐使用胃管进食。有的人觉得麻烦,勉强用口咀嚼进食,殊不知这样非常危险,可以导致肺炎,甚至窒息而死亡。

257. 脑梗死患者一天饮食搭配有哪些

本食谱仅供参考,患者可根据体重、饮食习惯等进行调整。脑梗死患者的饮食总的原则是清淡、低盐、低脂,好吸收,可促进血液循环。

清晨:1杯淡盐水。

早餐:玉米面粥(玉米面25克),清炒黄瓜(黄瓜50克)。

加餐:牛奶250毫升。

午餐:米饭100克,鸡肉木耳炒莴笋(鸡肉75克、莴笋150克,黑木耳适量),青菜豆腐汤(青菜、豆腐各50克)。

加餐:香蕉1根。

晚餐:番茄猪肉馄饨1碗,苦瓜瘦肉(苦瓜100克、猪瘦肉50克)。

睡前:1杯淡盐水。

258. 脑出血重症期如何饮食

脑出血重症患者伴有昏迷时,应禁食,静脉补充营养液。3日后用鼻饲,主要食物有果汁、米汤,每天进食4~6次,每次150~200毫升。当病情稳定时,可以进食奶液,两餐中间补充一些温开水,这个时期一定要严格遵医嘱治疗。

2 000毫升奶液的主要组成如下:鲜牛奶1 000毫升,盐5克,豆浆400毫升,米粉200克,鸡蛋6个,维生素C 300毫克,维生素 B_1 30 毫克,维生素 B_6 30 毫克。

患者在住院的时候,这些一般都会由医生和护士帮助完成,家人不用担心操作麻烦。

259. 脑出血患者如何通过饮食来恢复

脑出血病情稳定后,医生就会让患者出院,但多数人生活不能自理,多半有严重的后遗症,但可以正常进食。这时候饮食调理的主要目的是保护脑功能,修复脑神经细胞,饮食治疗是身体恢复的关键。

多饮水和多吃流质食物:有些人因害怕多尿而减少水分摄入,这对身体恢复非常不利。应该每天早晨饮用1~2杯淡盐水,多吃粥,喝点果汁,可以预防便秘和泌尿系统感染,防止血液黏稠度增加。

一定要少吃盐:每天少于 3 克,多了会损伤脑细胞。

低脂、低胆固醇:可选择脂肪含量少的鱼类、瘦肉、豆制品来补充蛋白质。

高维生素、高纤维素:每天进食蔬菜 400 克以上,多吃水果。芹菜、胡萝卜、番茄、洋葱、黑木耳、豆腐、香蕉、菠萝、红枣等都是非常适合吃的食物。

260. 脑出血患者一天饮食搭配推荐

本食谱仅供参考,患者可根据体重、饮食习惯等进行调整。脑出血患者饮食总的原则是清淡、低盐、低脂。烹调食物时,植物油的用量每天不超过 25 克。

清晨：1 杯淡盐水。

早餐：红枣粥（大米 100 克、大枣 20 克），蒸鸡蛋（鸡蛋 50 克）。

加餐：香蕉 160 克。

午餐：米饭 100 克，肉末豆腐（豆腐 100 克、牛肉 20 克），清炒绿豆芽 100 克。

加餐：鲜榨橘子汁 200 毫升。

晚餐：小米粥（小米 50 克），肉丝芹菜（芹菜 100 克、猪瘦肉 30 克）。

睡前：1 杯淡盐水。

261. 脑出血后遗症的饮食预防原则有哪些

（1）控制能量摄入、保持合适体重：过多摄入能量会导致肥胖，肥胖是高血压的危险因素之一。老年人代谢功能降低，体力活动较少，每天热能摄入不必过多，适量控制在"八分饱，刚刚好"。

（2）减少饱和脂肪酸和胆固醇的摄入量：少吃或不吃饱和脂肪酸含量高的肥肉、动物油。以含不饱和脂肪酸的植物油如豆油、花生油、玉米油、芝麻油等为烹调用油。动物脑、内脏、蛋黄的胆固醇含量高，尽量少吃。

（3）多吃富含膳食纤维的食物：多吃粗粮、蔬菜、水果等，少吃蔗糖、水果糖、糕点等精制糖含量高的食物。粗粮和蔬菜、水果富含膳食纤维，能增加胃肠道蠕动、预防便秘。特别是燕麦、水果中可溶性膳食纤维含量高，可降低餐后血糖,降血脂,对预防心脑血管病、糖尿病、癌症都有好处。

（4）蛋白质的摄入要适量：考虑到患脑出血后遗症的老年人肝、肾功能下降,一般每日蛋白质应占总热能的 10%～15%,并包含一定量的优质蛋白（乳类、蛋类、瘦肉、鸡、鱼、大豆等）。

肉、鱼、禽蛋、奶等动物性蛋白属于优质蛋白,但是这类食物中饱和脂肪酸含量也高,过量摄入对患者的恢复不利。大豆及其制品富含优质蛋白质,且含钙丰富,应多食用。

（5）适当摄入充足维生素和无机盐：维生素 E、维生素 C 和胡萝卜素,有抗氧化作用,能防止和减少细胞受氧自由基的损害,有助于保护心脑血管和延缓衰老。还应注意钾、镁、铬、硒、锰、碘等的摄入,多吃蔬菜、水果。

（6）控制盐摄入量,采用低盐饮食：摄入盐过量会导致血压增高。菜肴不可太咸,另外也要少吃腌制食品。

（7）定时定量,少量多餐：三餐的热能分配最好为早餐 30%,午餐 40%,晚餐 30%。两餐之间可以加餐,据具体情况而定。脑出血患者的饮食辅助治疗的目的是提供全身营养支持,保护脑功能,促进神经细胞的修复和功能的修复。

如患者无并发症、消化功能较好,可参照高血压、冠心病的饮食治疗。要给予患者合理的饮食建议,采用低盐、低脂、高钾膳食。纠正营养不良或营养失调,促进恢复和防止复发。

患者病情较重伴有昏迷、消化道出血或呕吐时,应禁食,从静脉补充营养。3 日后开始给予鼻饲,应以果汁、米汤、藕粉汁、杏仁霜汁为主。每日 4～6 次,每次 150～200 毫升,待患者适应后可逐渐加量,每次 250～300 毫升。不可一次灌注过多以防止呕吐。病情逐步恢复时,可适当增加能量,可给予混合奶。混合奶的主要成分是牛奶、淀粉、鸡蛋、糖、食盐、植物油等。

根据病情可随时增加可可粉或糊精,以提高混合奶的热能和吸收率。患者每日需要多少混合奶要因人、因病情而定。病情平稳无加重者每日可给予 1 000～1 500 毫升混合奶,其中鸡蛋不宜加得过多,防止血液胆固醇增高和血液黏稠度增加。在两餐混合奶之间还要给予温开水管饲。

患者对混合奶不适应时,可出现呕吐、腹泻现象,此时应立即停用混合奶,改用匀浆膳或要素膳。如患者全身衰竭,可给予氨基酸、脂肪乳静脉滴注,尽快地纠正全身衰竭。

一般病情的患者,应给予含脂肪低、含蛋白质高的鱼肉、禽肉、瘦肉类。豆制品每日不少于 30 克,新鲜蔬菜 400 克以上,胆固醇限制在 300 毫克以下,要补充足够的维生素制剂,进餐要定时定量,晚餐要清淡,睡前要饮水,防止夜间血液黏稠度增加。

富含脂肪和胆固醇的食物主要有动物内脏如肝、肾、脑、髓、蟹黄、蟹子、虾、鱿鱼等,这些食物尽量不要吃。

给予患者合理的饮食建议,采用低盐、低脂、高钾膳食。纠正营养不良或营养失调,促进恢复和防止复发。

262. 适于心脑血管病患者的菜肴有哪些

香菇蒸茄子

【原料】 鲜嫩茄子 500 克,水发香菇 50 克,精盐、味精、黄酒、素鲜汤、精制植物油、芝麻油、蒜蓉、葱段、生姜各适量。

【制法】　先将嫩茄子洗干净,去蒂,去皮,从尖端,用十字花刀顺茄长劈成4瓣,接近蒂处相连,不要切断;将水发香菇洗净,摘去柄;将葱洗净,切成段;将生姜去皮,洗净,用刀背拍松。取1个大碗,将香菇放在碗底部,上面放茄子,加入精盐、味精、黄酒、素鲜汤及葱段、生姜块;再浇上植物油,上笼蒸透后取出;再将葱段、生姜块拣出不用,撒上大蒜蓉,淋上芝麻油,拌匀即成。

【用法】　佐餐食用。

【功效】　补中益气,清热解毒。

【适应证】　适用于冠心病、心绞痛患者。

香炸茄卷

【原料】　紫茄子350克,虾仁、猪肉、料酒、鸡蛋、面粉、面包渣、葱、姜、味精各适量。

【制法】　先将茄子洗净,去蒂后切成6厘米长,4厘米宽,0.5厘米厚的长方形,用沸水略烫,控净水分,拍上干淀粉;取虾仁、猪瘦肉分别剁成糜蓉,加料酒、葱、姜汁、味精、鸡蛋清搅匀,放在茄片上卷成卷,接口处用鸡蛋黄、面粉、清水调制成的蛋黄糊黏合;将茄卷放入糊中拖一下,蘸上面包渣或麦片,放入六成热油锅中炸至呈金黄色即成。

【用法】　佐餐食用。

【功效】　活血消肿,降低血压。

【适应证】　适用于动脉硬化、冠心病、高血压患者。

白萝卜烧海带丝

【原料】 白萝卜 1 000 克,海带 500 克,赤小豆 120 克,山楂 120 克,甜菊苷粉 1.5 克。

【制法】 将海带用凉水浸泡 24 小时后洗净,切成细丝备用;将赤小豆洗净后放入砂锅内;将山楂、白萝卜洗净,切成小块,放入盛赤小豆的砂锅内,加水适量煮 30 分钟,捞出山楂、萝卜块、赤小豆,取汁备用。在铁锅内放入海带丝、汁及甜菊苷粉,再加水浸没海带丝,煮沸后用文火焖至汁尽,海带丝烂,即可起锅食用。

【用法】 佐餐食用。

【功效】 补钙降脂,化痰利尿。

【适应证】 适用于冠心病、动脉粥样硬化的患者。

绿豆芽炒兔肉丝

【原料】 绿豆芽 350 克,兔肉 120 克,生姜丝、芝麻油各少许。

【制法】 先将兔肉洗净,切丝,并用精盐、白糖、酒、生粉腌制;将绿豆芽去掉头、尾并洗净。将炒锅置火上,放入植物油适量,当油烧热时,放入生姜丝,绿豆芽、精盐、煸炒至七成熟时,倒入兔肉丝,一起再炒 3～5 分钟,加精盐、味精调味,淋上芝麻油即成。

【用法】 佐餐食用。

【功效】 补中益气,清热解毒。

【适应证】 适用于冠心病、动脉粥样硬化症的患者。

香菇烧淡菜

【原料】 水发淡菜 250 克,水发香菇 50 克,笋片 50 克,精制植物油、清汤、葱花、生姜末、料酒、精盐、味精、湿淀粉、五香粉、芝麻油各适量。

【制法】 先将淡菜用温水洗净,放入碗内,加入清汤适量,上笼蒸透,取出备用;再将炒锅置火上,加入适量植物油,当油烧至七成热时,加入葱花、生姜末煸炒出香,加清汤适量及香菇片、笋片、淡菜、烹入料酒,用中火烧煮 10 分钟后,再加精盐、味精、五香粉拌匀,入味后再用湿淀粉勾芡,淋芝麻油即成。

【用法】 佐餐食用。

【功效】 益气健脾,活血化瘀,补虚降脂。

【适应证】 适用于冠心病、高脂血症患者。

过油茄片

【原料】 鲜嫩茄子 250 克,鸡蛋 1 枚,湿淀粉、植物油、葱花、大蒜片、生姜片,精盐、酱油、醋、味精、鸡汤各适量。

【制法】 先将茄子削去皮,切成菱形片;再将鸡蛋打散,加入湿淀粉,精盐,调成糊,放入切好的茄子片,拌匀。将炒锅置火上,加入适量植物油,待油烧至八成热时,将挂糊的茄片放入油中滑散,炸至茄片水分减少,色泽金黄,浮在油面时,捞出;在炒锅中留少许油,将葱花、生蒜片、生姜末放入,煸炒出香味后放入茄片,烹入少许醋、酱油,翻炒入味,加少许鸡汤,稍煮一下,放入味精,用湿淀粉勾芡,淋入少量芝麻油,出锅即成。

【用法】 佐餐食用。

【功效】 清热消肿,利尿解毒。

【适应证】 适用于冠心病、高血压患者。

黑木耳烩豆腐

【原料】 豆腐 250 克,黑木耳 30 克,清汤 250 毫升,植物油、精盐、味精、淀粉各适量。

【制法】 先将豆腐切丁,入沸水中焯过沥干;将黑木耳浸泡洗净。将炒锅置火上,加入适量植物油,待油烧热后投入黑木耳,煸炒片刻,放入豆腐、精盐与清汤煮沸,用淀粉加水勾薄芡,撒入味精即可。

【用法】 佐餐食用。

【功效】 健脾降脂。

【适应证】 适用于冠心病合并高脂血症的患者。

鲜蘑菇烧腐竹

【原料】 新鲜蘑菇 250 克,腐竹 150 克,青豆 60 克,料酒、生姜末、精盐、味精、花生油、清汤、淀粉各适量。

【制法】 将腐竹用温水泡软,再放入锅内煮透,切成寸段备用;将青豆泡软后煮熟待用;将鲜蘑菇洗净后切成片,备用。将炒锅置于旺火上,加入清水适量上锅炖,待水煮沸后,加入腐竹段,青豆、鲜蘑菇片焯一下,沥去水分;将炒锅内放入适量花生油,待油烧热后,放入生姜末炝锅,再放入料酒、清汤、精盐,加入腐竹汤、青豆、鲜蘑菇片煮沸,待入味后再加入味精、用湿淀粉勾芡,淋上芝麻油,装盘即可。

【用法】 佐餐食用。

【功效】 降脂补钙,强身健体。

【适应证】 适用于冠心病合并糖尿病的患者。

小白菜炒黄豆芽

【原料】 小白菜 350 克,黄豆芽 200 克,酱油、精盐、味精、生姜丝、葱花、植物油各适量。

【制法】 先将小白菜择洗干净,切成条;再将黄豆芽洗净,去掉豆皮等杂质。将炒锅置火上,放入植物油烧热,加入葱花、生姜丝煸香,投入黄豆芽、小白菜煸炒,炒至将熟,加入适量酱油、精盐继续炒至黄豆芽、小白菜熟透入味时,加入味精调味即可。

【用法】 佐餐食用。

【功效】 清热祛瘀,降脂减肥。

【适应证】 适用于动脉粥样硬化和冠心病的患者。

茄子蒸海米猪肉

【原料】 圆茄子 500 克,猪瘦肉 150 克,海米 60 克,植物油、精盐、酱油、湿淀粉、白糖、味精、黄酒、葱花、生姜末、蒜蓉各适量。

【制法】 用小刀子将茄子的柄部豁开 2 厘米长的口,揭开后将里面的茄瓤挖出另用;将猪肉剁成馅,海米切成碎末与肉馅拌匀,加入精盐、酱油、味精、黄酒、葱花、生姜末,调匀后填入挖空的茄子内,将茄子口用茄柄盖上;将茄子(茄口朝上)放入 1 个大汤碗内,加水少许,上笼蒸熟,取出,再将茄口朝下扣在盘中;将炒锅置火上,倒入汤汁,再加白糖、酱油、味精,调好口味,用湿淀粉勾芡,浇在茄子上,撒上蒜蓉即成。

【用法】 佐餐食用。

【功效】 清热活血,消肿止痛。

【适应证】 适用于动脉粥样硬化、冠心病、高血压患者。

洋葱烩蚌肉

【原料】 洋葱350克,鲜净河蚌肉450克,精制植物油、姜、葱、料酒、味精、精盐、五香粉各适量。

【制法】 先将蚌肉去杂,洗净,切成片,放入沸水锅中焯透,捞出沥水;将洋葱洗净,切成丝,放入沸水锅中焯一下。再将炒锅置火上,加入适量植物油,待油烧至七成热时,放入葱姜煸香,倒入蚌肉,加料酒、精盐炒入味,再投入洋葱丝烩炒,加味精、五香粉炒匀即成。

【用法】 佐餐食用。

【功效】 滋阴清热,降压降脂。

【适应证】 适用于高脂血症、冠心病、高血压患者。

青椒炒茄子

【原料】 青椒60克,茄子500克,竹笋30克,精制植物油、芝麻油、生姜末、黄酒、酱油、精盐、香菜、大蒜片各适量。

【制法】 先将茄子洗净,切成1.5厘米见方的丁;将竹笋切成薄片;将青椒切丝。将炒锅置火上烧热,先用温油将青椒丝炸一下,随即捞出,然后用旺火将茄子炸成金黄色,捞出;锅留底油,用生姜末、大蒜片炝锅,烹黄酒、酱油,加水,下入茄子、青椒丝、笋片、精盐、用旺火焖烧,待茄子胀起,加味精、淋上芝麻油出锅,最后在茄子上面放香菜即成。

【用法】　佐餐食用。

【功效】　清热消肿,祛风通络。

【适应证】　适用于动脉粥样硬化、冠心病的患者。

草菇烧金针菇

【原料】　新鲜草菇 150 克,鲜金针菇 100 克,水发香菇 60 克,鸡汤、料酒、熟鸡油、精盐、葱姜汁、绿菜叶各适量。

【制法】　先将鲜草菇、鲜金针菇去蒂,洗净,在沸水锅内余一下捞出;将水发香菇去蒂、洗净;绿菜叶洗净。将汤锅置于旺火上,加鸡汤煮热,再放料酒、葱姜汁、草菇、金针菇、香菇煮沸,放入绿菜叶、精盐再煮沸,出锅盛入汤碗内,淋上熟鸡油即可。

【用法】　佐餐食用。

【功效】　降低血脂,预防心脑血管病。

【适应证】　适用于冠心病、动脉粥样硬化、高脂血症的患者。

芹菜拌干丝

【原料】　豆腐干 350 克,芹菜 450 克,精盐、味精、酱油、辣椒油、芝麻油各适量。

【制法】　将芹菜去掉烂根和老叶,连同嫩叶洗净,切成段,入沸水锅中焯一下,捞出沥干;将豆腐干切成丝,入沸水锅中焯一下,捞出沥干。将豆腐干丝、芹菜段放入碗内,加入酱油、精盐、味精、辣椒油、芝麻油拌匀,装盘即成。

【用法】　佐餐食用,量随意。

【功效】　清热利湿,平肝降压。

【适应证】 适宜于高脂血症合并动脉粥样硬化的患者食用。

糖醋黄瓜卷

【原料】 黄瓜 350 克,糖 10 克,醋 10 克,芝麻油适量。

【制法】 先将黄瓜洗净,切成 3 厘米长的段,再去中间的瓜瓤及瓜子,仅存其外面的皮肉,卷成卷的形状;再将糖醋调好,先放入黄瓜卷浸泡半小时,再淋上芝麻油即成。

【用法】 佐餐食用,适量。

【功效】 开胃解腻,清热解毒。

【适应证】 适用于高脂血症、肾炎、冠心病患者食用。

黑木耳拌芹菜

【原料】 水发黑木耳 120 克,芹菜 250 克,精制植物油、精盐、味精、红糖、胡椒粉、芝麻油各适量。

【制法】 将水发黑木耳洗净,入沸水锅中焯一下,捞出,沥干后备用;将芹菜去杂,洗净,入沸水锅中焯一下,捞出,切成 2 厘米长的小段,码入菜盘,并将黑木耳铺放在芹菜段上。另取炒锅置火上,加入适量植物油,烧至六成热时,加入少许清水,再加精盐、味精、红糖、胡椒粉,兑成调味汁,倒入木耳芹菜盘中,淋入芝麻油即成。

【用法】 佐餐食用,适量。

【功效】 平肝降压,润燥祛风。

【适应证】 适用于高脂血症、冠心病、高血压病患者食用。

大蒜泥凉拌黄瓜丁

【原料】 大蒜 60 克,鲜嫩黄瓜 450 克,红柿子椒 50 克,精盐、白糖、芝麻油、味精、酱油各适量。

【制法】 将黄瓜用清水刷洗干净,再投入沸水中略焯,捞出,切去两端,顺长剖开,去掉瓜瓤,切成 1 厘米见方的小丁;将红柿子椒洗净,切成小丁备用;将黄瓜丁、红柿子椒丁一起放入碗中,撒上精盐,腌渍 10 分钟;将大蒜去皮,去根,洗净,放入精盐适量,捣成蒜蓉,用酱油调稀后,倒入小碗中,再加入白糖、芝麻油、味精调匀,倒在黄瓜丁和红柿子椒丁上,用筷子搅拌均匀,装盘即成。

【用法】 佐餐食用。

【功效】 祛脂减肥,防治冠心病。

【适应证】 适宜于高脂血症合并冠心病的患者食用。

凉拌胡萝卜丝

【原料】 胡萝卜 250 克,香菜、生姜丝、酱油、白糖、精盐、味精、芝麻油各适量。

【制法】 先将胡萝卜洗净,切成细丝,晾干待用;将香菜去杂,洗净,切碎;将胡萝卜丝放在温水中泡软,取出,控干水分,用姜丝拌和装盘,上面撒入香菜末。另取小碗,放入酱油、白糖、精盐、味精、芝麻油,调和均匀,浇在胡萝卜丝上即成。

【用法】 佐餐食用。

【功效】 祛脂降糖,明目降压。

【适应证】 适宜于高脂血症合并糖尿病的患者食用。

大蒜头拌海带

【原料】 海带 20 克,大蒜头 30 克,调料适量。

【制法】 将海带放入水中浸泡 12 小时,勤换水,漂洗干净后,入沸水中煮至软,捞出沥去水分,切成细丝;将大蒜去皮,拍碎,与调料一起拌入海带丝中即成。

【用法】 佐餐食用,量随意。

【功效】 降脂降压,补碘抗癌。

【适应证】 适宜于高脂血症合并高血压病的患者食用。

凉拌胡萝卜丝

【原料】 胡萝卜 250 克,香菜、生姜丝、酱油、白糖、精盐、味精、芝麻油各适量。

【制法】 将胡萝卜洗净,切成细丝,晾干待用;将香菜去杂,洗净,切碎;将胡萝卜丝放在温水中泡软,取出,控干水分,用姜丝拌和装盘,上面撒入香菜末。另取小碗,放入酱油、白糖、精盐、味精、芝麻油,调和均匀,浇在胡萝卜丝上即成。

【用法】 佐餐食用。

【功效】 明目降压,祛脂降糖。

【适应证】 适宜于高脂血症合并糖尿病的患者食用。

大蒜泥拌黄瓜

【原料】 黄瓜 250 克,大蒜泥 30 克,酱油、香醋、芝麻油各适量。

【制法】 将黄瓜用冷开水洗净,切成斜刀片,装入盘内;将大蒜泥、酱油、香醋、芝麻油调成汁,浇至黄瓜上即成。

【用法】 佐餐食用。

【功效】 减肥轻身,健胃消食。

【适应证】 适宜于高脂血症合并高血压病的患者食用。

凉拌卷心菜

【原料】 卷心菜 350 克,芝麻油、精盐、酱油、白糖各适量。

【制法】 将卷心菜洗净,切成 3 厘米长,1.5 厘米宽的块,用沸水烫一下,再用凉开水过凉,控去水分,放入碗中,加入酱油、精盐、白糖、芝麻油拌匀即成。

【用法】 佐餐食用。

【功效】 利胆排石,降脂通便。

【适应证】 适宜于高脂血症合并胆石症,动脉粥样硬化的患者食用。

三色银芽

【原料】 绿豆芽 350 克,青红椒 50 克,味精、精盐、白糖、生姜丝、芝麻油各适量。

【制法】 先将绿豆芽择洗干净,入沸水中焯过,再用凉水过凉;将青红椒去籽,洗净,切丝。然后将青红椒丝和绿豆芽混匀,加入适量味精、精盐、白糖拌匀后淋上芝麻油即成。

【用法】 佐餐食用。

【功效】 清热解毒,降脂降压。

【适应证】 适宜于高脂血症的患者食用,也适宜于高脂血症合并动脉硬化的患者食用。

凉拌双耳

【原料】 水发银耳 100 克,水发黑木耳 100 克,精盐、味精、白糖、胡椒粉、芝麻油各适量。

【制法】 先将水发银耳、黑木耳去蒂,洗净,入沸水中焯一下,捞出用冷开水过凉,沥干水分装盘,再放入作料调匀即成。

【用法】 佐餐食用。

【功效】 益气补虚,活血降脂。

【适应证】 适宜于高脂血症患者食用,也适宜于高脂血症合并冠心病、癌症患者食用。

糖醋黄瓜卷

【原料】 黄瓜 250 克,糖、芝麻油、香醋各适量。

【制法】 将黄瓜洗净,切成小段后挖去中间的瓤,使其呈圆的形态,将糖醋调好,把黄瓜卷放入浸泡约半小时,淋上芝麻油即成。

【用法】 佐餐食用。

【功效】 清热解毒,利尿减肥。

【适应证】 适宜于高脂血症的患者食用,也适宜于高脂血症合并肥胖症、高血压病、冠心病、癌症的患者食用。

芹菜拌干丝

【原料】 豆腐干 350 克,芹菜 300 克,精盐、味精、酱油、辣椒油、芝麻油各适量。

【制法】 将芹菜去掉烂根和老叶,连同嫩叶洗净,切成段,入沸水锅中焯一下,捞出沥干;将豆腐干切成丝,入沸水锅内焯一下,捞出沥干水分。将豆腐干丝、芹菜段放在碗内,加入酱油、精盐、味精、辣椒油、芝麻油拌匀,装盘即成。

【用法】 佐餐食用,量随意。

【功效】 清热利湿,平肝降压。

【适应证】 适宜于高脂血症合并动脉粥样硬化、冠心病的患者食用。

腐竹拌芹菜

【原料】 芹菜350克,水发腐竹250克,酱油、芝麻油、精盐、味精、香醋各适量。

【制法】 将芹菜择洗干净,去老叶,放入沸水锅中焯一下,再用凉开水冲凉,切丝,装盘;将水发腐竹切成丝,码在芹菜丝上;味精先用凉开水化开,同酱油、精盐、香醋一起调成汁,浇在腐竹芹菜丝上,再加芝麻油拌匀即成。

【用法】 佐餐食用。

【功效】 平肝降压,祛瘀降脂。

【适应证】 适宜于高脂血症合并高血压病的患者食用。

虾皮拌豆腐

【原料】 虾皮60克,豆腐500克,芝麻油、葱花、生姜丝、精盐、味精各适量。

【制法】 将豆腐用沸水煮一下,将虾皮洗净备用。将豆腐切成丁,放入盘内,加入虾皮、葱花、生姜丝、精盐、味精、芝麻油拌匀即成。

【用法】 佐餐食用。

【功效】 清热解毒,补虚益肾。

【适应证】 适宜于高脂血症合并高血压病的患者食用。

蜂蜜蒜头

【原料】 大蒜头1 000克,蜂蜜适量。

【制法】 将大蒜头去外皮,用刀拍碎,加蜂蜜适量,拌和均匀,腌渍3日后食用。

【用法】 每次15克,每日2次,细嚼后,缓缓咽下。

【功效】 益气润肠,解毒抗癌。

【适应证】 适宜于高脂血症合并高血压病或合并癌症的患者食用。

酱爆茄子

【原料】 嫩茄子500克,精制植物油、生姜末、酱油、味精、白糖、香菜、鸡汤、精盐、芝麻油各适量。

【制法】 先将茄子洗净,去皮,切成小块。炒锅置火上,放入植物油烧至六成热,再下入茄子块炸至金黄色,捞出装盘;在炒锅内留油少许,投入生姜末、酱油、白糖、精盐、味精、鸡汤,用文火烧入味,将汁收浓取出,晾凉后浇在茄子上,在茄子上面撒入少许香菜段,淋上芝麻油即成。

【用法】 佐餐食用,每次适量。

【功效】 醒脾开胃,活血降脂。

【适应证】 适宜于高脂血症合并慢性胃炎或冠心病的患者食用。

鱼香茄子

【原料】　鲜嫩紫茄子 350 克,猪瘦肉 50 克,精制植物油、大蒜泥、豆瓣酱、生姜丝、葱花、料酒、湿淀粉各适量。

【制法】　将鲜嫩紫茄子洗净,去蒂后切成手指粗的条;猪肉洗净后,切丝备用。将炒锅置火上,加入适量植物油烧至七成热时,加入肉丝煸炒,再加入大蒜泥,豆瓣酱炒至肉发红,倒入紫茄子条继续炒至皱皮,加入生姜丝、葱花、料酒,烧片刻后用湿淀粉勾芡,淋入芝麻油即成。

【用法】　佐餐食用,适量。

【功效】　宽中活血,降压降脂。

【适应证】　适宜于高脂血症合并冠心病的患者食用。

香菇烧淡菜

【原料】　水发香菇片 60 克,水发淡菜 250 克,笋片 60 克,精制植物油、清汤、葱花、生姜末、料酒、精盐、味精、五香粉、湿淀粉、芝麻油各适量。

【制法】　先将淡菜用温水洗净,放入碗内,加入清汤适量,上笼蒸透,取出备用。然后将炒锅置于火上,加植物油适量烧至七成热,加入葱花、生姜末煸炒出香,加清汤适量及香菇片、笋片、淡菜,烹入料酒,用中火烧煮 10 分钟,加入精盐、味精、五香粉拌匀,入味后用湿淀粉勾芡,淋入芝麻油即成。

【用法】　佐餐食用,量随意。

【功效】　益气健脾,补虚降脂。

【适应证】　适宜于高脂血症、冠心病的患者食用。

鲜蘑冬瓜

【原料】 新鲜蘑菇250克,冬瓜350克,清汤、葱花、生姜末、精盐、味精、五香粉、湿淀粉、芝麻油各适量。

【制法】 将冬瓜洗净,去皮,去瓤、子,切成0.5厘米厚的冬瓜片备用;将新鲜蘑菇除去杂质,洗净,连柄切成厚片待用。炒锅置火上,加入清汤(或鸡汤)适量,用中火煮沸后,放入蘑菇片、冬瓜片,加入葱花、生姜末,再改用文火煮至冬瓜熟透酥烂,加入精盐、味精、五香粉,用湿淀粉勾薄芡,淋入芝麻油即成。

【用法】 佐餐食用,适量。

【功效】 清热解毒,降浊减肥。

【适应证】 适用于高脂血症、冠心病、动脉粥样硬化症。

蘑菇烩腐竹

【原料】 鲜蘑菇150克,水发腐竹120克,黄瓜60克,精制植物油、葱花、生姜末、精盐、味精、五香粉、芝麻油各适量。

【制法】 将水发腐竹洗净,切成3厘米长的小段备用;将新鲜蘑菇去杂,洗净,切成片备用;将黄瓜外表皮洗净,去蒂(头)切开,洗净瓤腔,切成片。炒锅置火上,加入植物油,烧至七成热时,加入葱花、生姜末,煸炒出香,再加入水发腐竹段及蘑菇片、黄瓜片,不断翻炒数分钟,加入精盐、味精、五香粉熘匀,淋入芝麻油即成。

【用法】 佐餐食用。

【功效】 补益脾胃,散瘀降脂。

【适应证】 适用于高脂血症、动脉硬化症。

蘑菇炖豆腐

【原料】 鲜蘑菇、豆腐各 100 克,精盐、味精、精制植物油各适量。

【制法】 先将鲜蘑菇洗净,切成片状,用植物油煸炒,再加入切成小块的豆腐块和适量清水,一起煮沸,再用精盐、味精调味即成。

【用法】 佐餐食用,量随意。

【功效】 祛脂宁心,益寿延年。

【适应证】 适用于高脂血症、动脉硬化症、冠心病。

洋葱炒豆腐

【原料】 洋葱 250 克,豆腐 450 克,花椒粉、大茴香、桂皮粉、湿淀粉、精制植物油、精盐、味精、鸡汤、黄酒、酱油、生姜各适量。

【制法】 将豆腐切成小长方块,用油炸成金黄色;将洋葱、生姜切成小长方条。炒锅置火上,放油烧热,再放入洋葱条、大茴香、桂皮粉、生姜条、花椒粉和酱油炝锅,然后将炸好的豆腐块及黄酒、鸡汤入锅内焖一会儿,见汤不多时放入精盐、味精,用湿淀粉勾芡,出锅即成。

【用法】 佐餐食用。

【功效】 益气健脾,降脂降压。

【适应证】 适宜于高脂血症合并冠心病的患者食用。

莴苣炒香菇

【原料】　莴苣 450 克,水发香菇 100 克,白糖、精盐、味精、酱油、胡椒粉、湿淀粉、精制植物油各适量。

【制法】　将莴苣去皮,洗净,切成片;将水发香菇去杂,洗净,切成菱形片。将炒锅置火上,放入适量植物油烧热,倒入莴苣片、香菇片,煸炒几下,加入酱油、精盐、白糖,入味后加入味精,胡椒粉,用湿淀粉勾芡,推匀,出锅即成。

【用法】　佐餐食用。

【功效】　降脂降压,利尿通便。

【适应证】　适用于高脂血症、高血压病。

莴苣木耳炒肉片

【原料】　莴苣 500 克,水发黑木耳 25 克,瘦肉片 120 克,精盐、味精、黄酒、湿淀粉、鲜汤、精制植物油、葱花、生姜末各适量。

【制法】　先将莴苣去皮,洗净,顺长部切成两半,再切成象眼片,用沸水烫一下,过凉水,控干水分;将黑木耳泡发,择洗干净,撕成小片;将肉片放入盆内,加入湿淀粉、精盐、上浆,放入热锅内,用温油滑开,捞出待用。再将适量植物油放入炒锅内,加入适量生姜末、葱花炝锅,投入莴苣片、肉片、黑木耳,翻炒几下,加入鲜汤、精盐、黄酒,待煮沸时加入味精,用湿淀粉勾芡即成。

【用法】　佐餐食用,量随意。

【功效】　清热通脉,降脂养颜。

【适应证】　适用于高脂血症、冠心病、动脉硬化症。

金钱草炖豆腐

【原料】　金钱草 250 克,豆腐 200 克,葱花、生姜末各 10 克。

【制法】　将金钱草去杂,洗净,切段;将豆腐切块。将油锅烧热,放入葱花煸香,加入豆腐、精盐和少量水,烧至入味,再投入金钱草,煮沸后再放入葱花、生姜末,点入味精,出锅即成。

【用法】　佐餐食用。

【功效】　健脾养胃,滋阴养血。

【适应证】　适宜于高脂血症合并腹胀,便秘、消渴的患者食用。

芹菜炒鳝鱼片

【原料】　鳝鱼 150 克,西瓜翠衣(俗称西瓜皮)160 克,芹菜 180 克,芝麻油、精盐、味精、湿淀粉、葱花、姜丝、蒜蓉各适量。

【制法】　将鳝鱼活宰,除去肠脏、骨、头、洗净,用沸水焯去血腥,切成片备用;将西瓜翠衣洗净,切条;芹菜去根、叶,洗净后切成小段,然后再放入沸水中焯一下,捞出备用。将炒锅置旺火上,锅烧热后放入适量芝麻油,油烧热后放入生姜丝、蒜蓉及葱花炒香,再放入鳝鱼片,炒至六成熟时再放入西瓜翠衣、芹菜段,炒熟后,再加精盐、味精,用湿淀粉勾芡,略炒即可。

【用法】　佐餐食用。

【功效】　清热解暑,降脂健胃。

【适应证】 适宜于高脂血症合并动脉粥样硬化的患者食用。

绿豆芽炒兔肉丝

【原料】 绿豆芽 250 克,兔肉丝 120 克,生姜、精盐、白糖、白酒、芡粉各适量。

【制法】 兔肉丝加入精盐、白糖、白酒、芡粉腌好备用;将生姜洗净,刮皮,切丝;将绿豆芽剪去头尾,洗净。起油锅,放入腌好的兔肉丝炒至刚熟,铲起放入盘中;另起油锅,下姜丝、绿豆芽、精盐、炒至七成熟,再加入兔肉丝炒片刻,调味,放入芝麻油即成。

【用法】 佐餐食用。

【功效】 补中益气,清热解毒。

【适应证】 适宜于高脂血症合并动脉粥样硬化的患者食用。

白萝卜炒海带丝

【原料】 白萝卜 800 克,海带 350 克,赤小豆 120 克,生山楂 80 克,甜味菊苷粉 1.5 克。

【制法】 将海带用冷水浸泡 24 小时,中间换水 3 次,然后洗净,切成细丝备用;再将生山楂、赤小豆、白萝卜洗净,将山楂、白萝卜切成小方块和赤小豆一起放入砂锅中,加水适量,将炒锅置火上煮沸并且煮半小时,过滤后去除山楂、萝卜块、赤小豆,取汁备用。在铁锅中放入海带丝,药汁及甜味菊苷粉,并且加水浸没海带,煮沸后,用文火焖至汁尽,海带酥烂,即可起锅食用。

【用法】 佐餐食用,每日早、晚各 1 次。

【功效】 调脂减肥,化痰利尿。

【适应证】 适用于高脂血症合并动脉粥样硬化。

洋葱炒猪肉

【原料】 洋葱 350 克,猪瘦肉 120 克,酱油、花生油、精盐各适量。

【制法】 先将猪瘦肉洗净,切成丝备用,再将洋葱洗净切成片备用。然后将花生油倒入铁锅内烧至八成热时,放入猪肉丝翻炒,再将洋葱与猪肉片同炒片刻,加入各种调料翻炒即成。

【用法】 每日 2 次,中、晚餐佐餐食用。

【功效】 降血脂,通血脉。

【适应证】 适宜于高脂血症合并动脉粥样硬化的患者食用。

黑木耳炒卷心菜

【原料】 卷心菜 250 克,水发黑木耳 80 克,精制植物油、芝麻油、精盐、酱油、白糖、米醋、湿淀粉各适量。

【制法】 将卷心菜去老叶,洗净,撕成大片,沥干水分;将黑木耳洗净,控干水分。然后炒锅置火上,放油烧热,放入卷心菜、黑木耳煸炒,再加入酱油、精盐、白糖调味,入味后用湿淀粉勾芡,加入米醋,淋上芝麻油即成。

【用法】 佐餐食用。

【功效】 开胃健脾,活血化痰。

【适应证】 适宜于高脂血症合并动脉粥样硬化的患者

食用。

蒜苗烧豆腐

【原料】 大蒜苗 250 克,豆腐 350 克,精制植物油、精盐、花椒水、生姜末各适量。

【制法】 将大蒜苗择洗干净,切成 2 厘米长的段。炒锅置火上,放入油烧热,入生姜末炝锅,再放入豆腐块炒碎,放入精盐、花椒水、蒜苗,炒至八九成熟即成。

【用法】 佐餐食用。

【功效】 益气和中,解毒行滞。

【适应证】 适宜于高脂血症合并高血压病、动脉粥样硬化症的患者食用。

韭菜炒三丝

【原料】 韭菜 250 克,豆腐干 200 克,猪肉丝 100 克,芝麻油、花椒油、酱油、黄酒、精盐、味精、葱花、生姜末各适量。

【制法】 将豆腐干切成丝;韭菜洗净,切成 3 厘米长的段。将芝麻油放入锅内,加入肉丝煸炒,再加入葱花、生姜末、酱油、精盐、黄酒搅拌均匀,再加入豆腐丝、韭菜同炒几下,撒入花椒油、味精,稍拌即成。

【用法】 佐餐食用。

【功效】 健胃温阳,散瘀解毒。

【适应证】 适宜于高脂血症合并动脉粥样硬化的患者食用。

糖醋黄瓜卷

【原料】　黄瓜 350 克,芝麻油、香醋、糖各适量。

【制法】　先将黄瓜洗净,切成小段后挖去中间的瓤,使其呈圆形。将糖醋汁调好,把黄瓜卷放入浸大约半小时,淋上芝麻油即可。

【用法】　佐餐食用。

【功效】　清热解毒,止渴利尿。

【适应证】　适用于治疗冠心病合并肥胖症及高血压患者。

263. 适于心脑血管病患者的主食有哪些

山药茯苓饼

【原料】　山药 1 500 克,干淀粉 150 克,茯苓 350 克,山楂 800 克,白砂糖 25 克,糖桂花 30 克,精制植物油适量。

【制法】　先将山药洗净,蒸熟,剥去皮,捣成泥;将干淀粉捣碎过细罗后掺入山药泥中,揉成面团;再将山楂洗净,剔去果核,放入锅中,加凉水 600 毫升,在微火上煮至汤汁耗尽,然后再加入白糖和糖桂花,在微火上炒至黏度能立住筷子时,即成山楂馅。再将山药面团揪成 60 个小剂,每个小剂摁成周围薄,中间厚的圆皮,包上大约 45 克的山楂馅,揪去收口处的面头,在湿布上摁成直径 5 厘米的小饼。在锅内倒入植物油,在旺火上烧至四成熟时,将山药饼分批下到油锅里,炸至成金黄色时即成。

【用法】 当点心食用。

【功效】 健脾益肺,益智安神。

【适应证】 适用于冠心病合并糖尿病的患者。

灵芝粉蒸肉饼

【原料】 灵芝粉 6 克,猪瘦肉 100 克,料酒、酱油各适量。

【制法】 先将猪肉切成小块后绞成肉糜,加入灵芝磨成的细粉,再加入少量料酒、酱油调味,拌匀,摊在碗内,隔水蒸熟。

【用法】 佐餐食用,每日 1 次。

【功效】 降脂补虚。

【适应证】 适用于冠心病合并高血脂、高血压或合并心律失常者。

洋葱芹菜牛肉蒸饺

【原料】 洋葱 350 克,芹菜 250 克,牛肉末 350 克,芝麻油 1.0 克,饺子面粉 800 克,酱油 40 克,精盐、味精、花椒、大茴香、生姜末各适量。

【制法】 将泡花椒、大茴香的水,分 3 次搅入肉末内,待搅至浓稠时,分 2 次打入酱油,加入生姜末、精盐、味精、芝麻油调匀,然后将切碎的洋葱、芹菜末拌入牛肉馅中。用开水将 200 克饺子粉搅烫,揉匀。另将 600 克饺子粉用清水和匀,上案与烫面团揉好,再搓成长条,切成 80 个剂子,按扁后擀成圆皮;最后将馅心抹在圆皮上,包挤成月牙形,码入笼内,用旺火蒸 15 分钟即成。

【用法】 当点心食用。

【功效】 降脂降压,降低血糖。

【适应证】 适用于冠心病合并糖尿病或高血压病的患者。

南瓜玉米饼

【原料】 南瓜1 200克,玉米面800克,精盐、葱花、精制植物油各适量。

【制法】 将南瓜去皮、瓤,洗净后擦成细丝,放入盆内,加入玉米面、葱花、精盐和适量水拌匀成稀糊状。将平底锅置火上,放入少许植物油烧热,用勺盛面粉入锅内,摊成饼,烙至黄翻过来再烙,熟时出锅即成。

【用法】 当点心食用。

【功效】 补中益气,降血脂、降血糖。

【适应证】 适用于冠心病合并高脂血症、糖尿病的患者。

地龙桃仁黄芪饼

【原料】 干地龙30克,桃仁15克,黄芪120克,红花30克,当归60克,赤芍50克,川芎20克,玉米粉450克,面粉120克,白糖适量。

【制法】 将干地龙以酒浸去腥味,烘干研粉;将红花、赤芍、黄芪、当归、川芎水煎2次,取汁备用;将面粉、玉米粉、地龙粉、白糖混匀,用备好的药汁和面,制饼25个。再将桃仁去皮尖,打碎,略炒,均匀撒于饼上,入笼蒸熟,或者放入烘箱内烤熟即可。

【用法】 当主食食用。

【功效】 益气活血,通络化瘀。

【适应证】 适用于冠心病、脑卒中后遗症。

椒盐茄子饼

【原料】 茄子350克,肉酱120克,黄酒、精盐、味精、葱花、鸡蛋、干淀粉、植物油、花椒各适量。

【制法】 先将茄子洗净后去皮,切成2.5厘米长的夹刀片(第一刀切断,第二刀不切断);在肉酱中加入黄酒、精盐、味精、葱花、搅拌上劲;将鸡蛋磕入碗内搅匀,放入干淀粉,调成蛋糊;在茄夹内撒上少许干淀粉后,将肉酱嵌入,做成茄饼。将炒锅置火上,放入适量植物油,当油烧至六成热时,将茄饼挂鸡蛋糊后,逐一放入油锅中炸熟捞出;待油温升高到八成热时,再将茄饼放入复炸,直至茄饼发脆后捞起装盘,随同花椒盐入盘。

【用法】 佐餐食用。

【功效】 清热解毒,活血通络。

【适应证】 适用于冠心病心绞痛、高脂血症患者食用。

玉竹茯苓饼

【原料】 玉竹30克,茯苓60克,粳米120克,白糖5克。

【制法】 先将玉竹晒干,切片,研成细粉;将茯苓切片,阴干,研成细粉。再将粳米淘净,研成细粉与玉竹粉、茯苓粉、少许白糖一起放入锅中,加水适量,调成糊状,用文火在平底锅中烙成薄饼即可。

【用法】　当点心食用。

【功效】　养阴安神,滋阴益气。

【适应证】　适用于冠心病合并糖尿病的患者食用。

麦麸山楂糕

【原料】　麦麸 50 克,山楂 30 克,茯苓粉 50 克,粟米粉 100 克,糯米粉 50 克。

【制法】　先将麦麸、山楂去杂,再将山楂去核,切碎,晒干或烘干,与麦麸共研成细末,再与茯苓粉、粟米粉、糯米粉一起拌和均匀,加水适量,用竹筷搅和成粗粉粒状,分装入 8 个糕模具内,轻轻摇实,放入笼屉,上笼用武火蒸 30 分钟,粉糕蒸熟取出即成。

【用法】　作主食,量随意。

【功效】　活血化瘀,降脂减肥。

【适应证】　适用于高脂血症、脂肪肝、高血压病患者。

魔芋赤豆糕

【原料】　魔芋 50 克,面粉 150 克,赤小豆 50 克,鲜酵母 5 克。

【制法】　将赤小豆煮熟备用;面粉加鲜酵母和温水和成稀面糊,静置,待发酵后,加入去毒魔芋粉和成软面团发好。蒸锅内加水煮开,铺上屉布,放入面团 1/3,用手蘸清水轻轻拍平;将煮熟的赤小豆撒上 1/2,铺平,再放入剩余的面团 1/2 拍平,然后将余下的熟赤小豆放上,铺平,最后将面团全部放入,拍平,用武火蒸 15 分钟,切成 10 块即成。

【用法】　作主食,量随意。

【功效】 减肥降脂,降压利湿,软化血管。

【适应证】 适用于高脂血症、高血压病、动脉硬化。

玉米面山楂糕

【原料】 玉米面 50 克,面粉 60 克,山楂粉 20 克,发酵粉适量。

【制法】 玉米面、面粉和发酵粉一起加水和匀,发好后,撒入山楂粉,倒入碱液,搅成稀粥状;笼屉上铺好屉布,水煮开后,将面糊倒在屉布上,铺平,蒸 20 分钟即成。

【用法】 作主食,量随意。

【功效】 减肥降糖,活血降压。

【适应证】 适用于高脂血症、肥胖症、高血压、糖尿病患者。

扒蛋糕

【原料】 荞麦面 5 千克,酱油 1.5 千克,醋 1.5 千克,芝麻酱 750 克,蒜 200 克,芥末面 150 克,辣椒油 100 克,胡萝卜 500 克,精盐 155 克(若个人食用,可按比例减少原料量)。

【制法】 ①将凉水 1 500 毫升(如果面粉潮湿,可少放些水)倒入锅内,用武火煮至将沸时,舀出一半热水备用;将荞麦面全部倒入将沸的水中,用木棍旋搅成面团。然后把舀出的热水再倒入盛面团的锅内,用木棍将面团划成若干小块,把水煮沸,煮熟后,用木棍搅匀,盛入数个方盘中,盖上湿布,用手按平,待晾凉凝结成坨后取出。②在酱油和醋中各加入 1 500 毫升凉开水稀释;芝麻酱内放精盐 150 克,再陆续加进凉开水 1 000 毫升调匀;蒜去皮洗净,加上精盐 5

克砸成蒜泥；芥末面放在碗中，用开水 250 毫升调成较稠的芥末糊；胡萝卜去皮，擦（或切）成细丝。③将晾凉的扒糕坨切成很薄的菱形小片，分别盛在小碗内，适量放入酱油、醋、芝麻酱、蒜泥、胡萝卜丝、辣椒油和芥末糊等调料，拌匀食用。

【用法】　作主食，量随意。

【功效】　和胃润肠，解表，降脂。

【适应证】　适用于高脂血症、冠心病、动脉硬化患者。

荞麦饼

【原料】　荞麦面 250 克，芝麻油 30 毫升。

【制法】　将荞麦面加水适量和成面团，擀成薄片略加芝麻油分多层，用文火烙熟，或者入笼屉蒸熟。

【用法】　当主食食用。

【功效】　开胃宽肠，下气消积。

【适应证】　适宜于高脂血症、冠心病、高血压病患者食用。

荞麦饼

【原料】　荞麦面 250～500 克，红糖适量。

【制法】　荞麦面按常法加水，和成面团，擀片，填夹红糖适量制成馅，烙饼稍焦即可食用。

【用法】　作主食，量随意。

【功效】　止烦热，止泻痢，下气利肠，清热解毒。

【适应证】　适用于高脂血症、动脉硬化、冠心病等。

素馅包子

【原料】 面粉、白菜、粉条各 500 克,水发木耳 60 克,油条 2 根,酱油、精盐、味精、花椒粉、豆油、香油、姜末、老酵、面碱适量。

【制法】 把面粉用温水和好,加入老酵揉匀发酵。将白菜洗净剁碎,粉条、木耳、油条分别切碎,加入各种调料拌匀成馅。待酵面发起后,加入适量碱揉匀,搓成长条,揪成剂子,按剂子擀皮,包馅成包子,上笼蒸熟即可。

【用法】 作主食,量随意。

【功效】 降脂降压。

【适应证】 适用于高脂血症、高血压患者。

韭菜素包子

【原料】 面粉 200 克,韭菜 200 克,鸡蛋 1 个,食用油 5 克,精盐、味精各适量。

【制法】 将韭菜洗净,切碎。炒锅加油,炒鸡蛋。韭菜内拌入炒熟的鸡蛋、精盐、味精调成馅。面粉发酵后加碱液揉匀,制成 12 个剂子,包入馅,入笼屉蒸熟即成。

【用法】 作主食,量随意。

【功效】 补肾壮阳,益气养血。

【适应证】 适用于高脂血症、肥胖症、高血压患者。

葛粉包

【原料】 葛粉 300 克,百果馅 200 克,白糖 300 克,水 600 毫升。

【制法】　把葛粉碾碎,用细筛筛一遍,放在盘中。把百果馅搓成小丸子(直径约 0.6 厘米),放在盘中先滚上一层葛粉,再用筛子筛出丸子,放在笊篱内,然后放入沸水锅中一浸,捞出再用葛粉滚一滚,这样反复 2 次后,即可滚成葛粉包成的生坯。把水和糖调和,放入锅中煮沸后,倒在大碗中。同时,把葛粉生坯放入沸水锅中煮熟,待其浮起时捞出,倒在盛糖水的大碗中即可。

【用法】　作主食,量随意。

【功效】　发表解肌,升阳透疹,解热生津。

【适应证】　适用于高脂血症、冠心病、心绞痛等。

264. 适于心脑血管病患者的粥类有哪些

芹菜粥

【原料】　新鲜芹菜 60 克,粳米 120 克。

【制法】　先将芹菜洗净,切碎,与淘洗干净的粳米一起放入砂锅内,加适量清水,先用旺火煮沸,再改用文火熬煮成稀粥。

【用法】　每天分早、晚餐两次食用。

【功效】　祛风降压,清热利肠。

【适应证】　适用于动脉粥样硬化、冠心病、高血压的患者。

香菇粥

【原料】　水发香菇 3 个,粳米 120 克,熟牛肉 30 克,大葱、生姜末各适量,精盐、味精、胡椒粉各少许。

【制法】 先将水发香菇切成丝,熟牛肉切成小丁,再将上述二味同洗净的粳米一起放入砂锅中加水适量,先用旺火煮沸,再改用文火熬成粥。再加入大葱末、生姜末、精盐、味精、胡椒粉稍煮调味即成。

【用法】 早、晚餐分别食用。

【功效】 降脂降压,强身健体。

【适应证】 适用于高脂血症、冠心病、动脉粥样硬化的患者。

玉参红枣粥

【原料】 玉竹 15 克,党参 30 克,大枣 25 克,粳米 100 克。

【制法】 先将玉竹、党参加水适量,煎煮,去药渣,取药液大约 250 毫升,再将此药液和粳米及大枣一起加水适量,煮粥食用。

【用法】 每天 2 次服用。

【功效】 益气和中,养阴补血。

【适应证】 适用于冠心病合并高血压的患者。

川芎山楂薤白粥

【原料】 川芎 12 克,山楂 30 克,大葱白 25 克,薤白 20 克,粳米 80 克。

【制法】 先将川芎与山楂放在一起,加水适量,煎煮成汁,取药汁与大葱白、薤白、粳米一起共同煮粥即可。

【用法】 每天 1 剂,分早、晚 2 次服食。

【功效】 宣阳通痹,活血祛瘀。

【适应证】 适用于冠心病合并高血压,证属胸阳痹阻或心血瘀阻型的患者。

参冬粥

【原料】 人参 6 克,天冬 30 克,粳米 i00 克。

【制法】 先将人参、天冬切成薄片,加水煎煮 30 分钟,取药液 250 毫升,用药液与粳米一起,再加水适量,熬煮成粥即可。

【用法】 每天早、晚餐食用。

【功效】 益气养心。

【适应证】 适用于冠心病合并高血压,中医辨证属于气阴两虚型的患者。

茄子粥

【原料】 紫色茄子 250 克,肉末 60 克,粳米 120 克,植物油、葱花、生姜末、料酒、精盐、味精各适量。

【制法】 先将优质无籽紫茄洗干净,切成丝,用沸水焯一下,沥去水分备用。将炒锅置火上,加入适量植物油,当油烧至七成热时,再加入葱花、生姜末,煸炒出香,再加入肉末、料酒,熘炒至肉将熟时,再加入茄丝翻炒片刻,离火待用。再将粳米淘净,放入砂锅内,加水适量,煨煮成稠粥,待粥将成时,拌入茄丝、肉末,加精盐、味精,再煮至沸即成。

【用法】 每天早、晚餐温热服用。

【功效】 清热利尿,活血降压。

【适应证】 适用于冠心病、动脉粥样硬化、高血压患者食用。

蘑菇粥

【原料】 新鲜蘑菇 250 克,粟米 120 克,葱花、生姜末、精盐、味精、五香粉各适量。

【制法】 先将蘑菇去杂,去蒂,漂洗干净,撕碎或切碎,放入沸水锅中略烫一下,捞出备用。再将粟米淘洗干净,放入砂锅中,加水适量,先用旺火煮沸后改用文火煨煮至粟米酥烂,再加入碎蘑菇拌和均匀,继续用文火煨煮至沸,再调入葱花、生姜末、精盐、味精、五香粉拌和均匀即成。

【用法】 早、晚餐分别食用。

【功效】 开胃健脾、补虚降脂。

【适应证】 适用于高脂血症、动脉硬化、冠心病患者。

山楂木耳粥

【原料】 木耳 15 克(黑白木耳均可),山楂 30 克,粳米 80 克。

【制法】 先将木耳用温水浸泡,发透,洗净,与山楂、粳米一起放入砂锅中,加水 800～1 200 毫升,煮熬成粥。

【用法】 每天早晚,空腹顿服。

【功效】 降低血脂,抗动脉粥样硬化。

【适应证】 适用于高脂血症、动脉粥样硬化和冠心病患者。

黑木耳泽泻粥

【原料】 黑木耳 30 克,银耳 20 克,泽泻 15 克,粟米

12 克。

【制法】 将黑木耳、银耳去杂,用温水泡发,洗净,用刀剁成双耳糜备用;将泽泻洗净,装入纱布袋中,扎紧口备用。将粟米淘洗干净,与泽泻药袋一起放入砂锅中,加水适量,用旺火煮沸后,调入双耳糜,拌匀,改用文火煨煮 1 小时,待粟米酥烂,双耳糜稠烂,去药袋即可。

【用法】 每日早、晚餐分别食用。

【功效】 滋阴补血,通脉降脂。

【适应证】 适用于高脂血症、高血压病。

大蒜粥

【原料】 紫皮大蒜 50 克,大米 120 克。

【制法】 将大蒜去皮,放入沸水中煮 1 分钟后捞出。将大米放入煮蒜水中煮成稀粥,再将大蒜重新放入粥内,同煮为粥。

【用法】 每日早、晚餐分别食用。

【功效】 降脂通脉。

【适应证】 适宜于高脂血症合并冠心病的患者食用。

紫皮大蒜粥

【原料】 紫皮大蒜 60 克,陈粟米 120 克。

【制法】 先将紫皮大蒜剥去外皮,洗净后切碎,剁成大蒜蓉备用。将陈粟米淘洗干净,放入砂锅中,加水适量,用旺火煮沸后,改用文火煨煮至粟米酥烂,待粥将熟时,调入紫皮大蒜蓉,搅拌均匀即成。

【用法】 早、晚分 2 次食用。

【功效】 降脂降糖,排毒降浊。

【适应证】 适用于各种类型的高脂血症。尤其适宜于气滞血瘀型高脂血症合并糖尿病的患者食用。

何首乌粥

【原料】 何首乌50克,大米100克,冰糖适量。

【制法】 将首乌洗净,切片,放入砂锅中加水适量,煮沸后改用文火煎取浓汁备用。再将大米淘洗干净,放入砂锅中,加水适量,用旺火煮沸后,再加入何首乌汁改为文火煨煮至大米酥烂,待粥将熟时,加入冰糖适量,溶化调匀即成。

【用法】 早、晚餐分别食用。

【功效】 滋补肝肾,润肠降脂。

【适应证】 适宜于中老年人肝肾阴虚型高脂血症合并动脉粥样硬化的患者食用。

螺旋藻粥

【原料】 螺旋藻粉10克,粟米100克。

【制法】 先将粟米淘洗干净,放入砂锅中,加水适量,用旺火煮沸后,再改用文火煨煮半小时,待粟米酥烂,粥将稠时,调入螺旋藻粉,拌匀即成。

【用法】 早、晚餐分别食用。

【功效】 降脂降糖,健脾减肥。

【适应证】 适宜于中老年人高脂血症合并糖尿病的患者食用。

南瓜麦麸粥

【原料】 青嫩南瓜 350 克,麦麸 80 克,小米 60 克。

【制法】 将南瓜洗净,切成小方块,放入锅中,加水适量,煮至六成熟时,调入洗净的小米,煮沸后,再加入麦麸,充分拌和均匀,熬煮至小米熟烂即可。

【用法】 早晚餐食用。

【功效】 健脾止渴,降低血脂。

【适应证】 适用于高脂血症、糖尿病。

木耳豆腐粥

【原料】 黑木耳 20 克,豆腐 120 克,大米 100 克,姜丝、蒜片、精盐、味精、香油各适量。

【制法】 将黑木耳用清水泡发,去杂,洗净,撕成小片;豆腐切成小块;大米淘洗干净,备用。锅内加水适量,放入大米、豆腐、姜丝、精盐煮粥,八成熟时加入黑木耳片、蒜片,再煮至粥熟,调入味精、香油即成。

【用法】 佐餐食用。

【功效】 清热解毒,滋阴润燥。

【适应证】 适用于高血压、冠心病等患者食用。

香菇大枣粥

【原料】 水发香菇 60 克,大枣 12 颗,玉米糁 100 克。

【制法】 将水发香菇去蒂,洗净,切成碎末;大枣去杂洗净。锅内加水适量,水开后放入大枣,撒入玉米糁(边撒边搅,以防结块),煮至八成熟时加入香菇末,再煮至粥熟即成。

【用法】 佐餐食用。

【功效】 益气补虚,健脾和胃,有降低血胆固醇含量和降糖作用。

【适应证】 适用于高血压、糖尿病及心血管疾病患者。

香菇松仁粥

【原料】 水发香菇 150 克,松子仁 30 克,大米 100 克。

【制法】 水发香菇去蒂,洗净,切成小块;松子仁、大米去杂,洗净备用。锅内加水适量,放入松子仁、大米煮粥,五成熟时加入香菇块,再煮至粥熟即成。

【用法】 佐餐食用。

【功效】 清肺止咳,降糖通便。

【适应证】 适用于高血压、高脂血症、神经衰弱等患者,对防治心血管疾病极为有益。

山楂红薯粥

【原料】 山楂、蜂蜜各 30 克,红薯 150 克,大米 100 克。

【制法】 将山楂洗净,去核,切片;红薯洗净,切成小块。锅内加水适量,放入淘洗干净的大米煮粥,六成熟时加入山楂片、红薯块,再煮至粥熟,调入蜂蜜即成。

【用法】 佐餐食用。

【功效】 补中和血,益气生津,宽肠润燥,滋阴强肾,降脂降压。

【适应证】 适用于高血压、便秘、肥胖、黄疸性肝炎及高脂血症、动脉硬化性心血管疾病等患者。

天麻猪脑粥

【原料】 天麻 10 克,猪脑 1 个(趁热鲜用),粳米 250 克。

【制法】 以上各料加清水适量,煮成稀粥,以猪脑熟为度。

【用法】 佐餐食用。

【功效】 祛头风,镇静,镇痛。

【适应证】 适用于高血压、动脉硬化、内耳眩晕及脑血管意外所致的半身不遂等。

265. 适于心脑血管病患者的汤类有哪些

鲍鱼芦笋汤

【原料】 鲍鱼 120 克,芦笋 120 克,青豆 60 克,精盐 3 克,味精 2 克,鸡油 5 克,高汤适量。

【制法】 先将鲍鱼发好,洗净,切成片;将芦笋择洗干净,切成小段。将炒锅置火上,当锅烧热后,放入高汤,再放入鲍鱼、芦笋、青豆、精盐,煮沸后撇去浮沫,放入味精,淋入鸡油出锅即可。

【用法】 佐餐食用。

【功效】 减肥、降血脂、降血压。

【适应证】 适用于高脂血症、冠心病患者。

百合芦笋汤

【原料】 新鲜百合150克,罐头芦笋250克,料酒、精盐、味精、素汤各适量。

【制法】 先将百合放入清水中浸泡,洗净。再将炒锅置于火上,放入素汤煮热,接着将百合放入汤内,加热煮沸10分钟,捞出百合不用,煮百合的汤内加入料酒、精盐、味精,调好口味,然后将芦笋罐头打开,倒入碗内,把煮百合所得到的汤倒入盛芦笋的碗里即成。

【用法】 佐餐食用。

【功效】 降血脂、防治动脉硬化。

【适应证】 适用于高脂血症、冠心病、动脉粥样硬化的病人。

山楂韭菜汤

【原料】 山楂30克,韭菜60克,红糖适量。

【制法】 先将山楂与韭菜放在锅内,加水适量,煎煮熟后,用红糖调味即可。

【用法】 每日1次,饮汤。

【功效】 活血化瘀,宣阳通痹。

【适应证】 适用于冠心病合并高血压,证属心血瘀阻型的患者。

蘑菇红枣山楂汤

【原料】 新鲜蘑菇60克,大枣30克,山楂25克。

【制法】 先将新鲜蘑菇与大枣、山楂一起加水适量,煮汤食用。

【用法】　每日 1 剂,吃蘑菇、大枣、喝汤。

【功效】　益气养阴,活血化瘀。

【适应证】　适用于冠心病合并高血压,证属心阴两虚型或心血瘀阻型的患者。

枸杞芝麻首乌汤

【原料】　黑芝麻 30 克,枸杞子 30 克,制何首乌 18 克,杭白菊 10 克。

【制法】　先将黑芝麻择洗干净后,与洗净的制何首乌、枸杞子、杭白菊一起放入砂锅中,加水适量,煎煮为汤。

【用法】　每日 1 剂,分 3 次服用。

【功效】　滋补肝肾,滋阴养血,延缓衰老。

【适应证】　适用于老年冠心病合并老年高血压的患者。

花椒番茄汤

【原料】　花椒 12 克,番茄 250 克,鸡蛋 1 个,调料适量。

【制法】　先将花椒用水煎 20 分钟,取花椒水一碗;将番茄用芝麻油煎炒成浓汁,加入花椒水,煮沸后再倒入搅散的鸡蛋液,加精盐、味精调味即可。

【用法】　佐餐食用。

【功效】　温胃散寒,活血止痛。

【适应证】　适用于冠心病合并高血压,伴有胃寒痛的患者。

香菇降脂汤

【原料】 鲜香菇 120 克,植物油、精盐各适量。

【制法】 将香菇去蒂洗净,用植物油熘炒至熟,加入适量的食盐和水,煨炖煲汤。

【用法】 吃香菇,喝汤,每天 1 次。

【功效】 健脾益气,降低血脂。

【适应证】 适用于高脂血症合并动脉粥样硬化、冠心病的患者。

草菇红薯叶汤

【原料】 鲜草菇 100 克,嫩红薯叶 350 克,熟火腿肠 50 克,上汤 250 毫升,调料适量。

【制法】 将鲜草菇去蒂,洗净,切成小块;红薯叶洗净,入沸水中焯半分钟,捞出冲洗干净后备用;将火腿肠切丁。将油锅烧热,倒入上汤,放入备好的草菇,加调料煨至入味盛起。再起油锅,放入红薯叶煸炒片刻,再倒入草菇煮沸,用水淀粉勾芡即可。

【用法】 佐餐食用。

【功效】 降低血脂。

【适应证】 适用于高脂血症合并动脉粥样硬化、冠心病的患者。

丝瓜豆腐瘦肉汤

【原料】 鲜丝瓜 350 克,嫩豆腐 450 克,猪瘦肉 60 克,葱花、调料各适量。

【制法】 先将丝瓜去皮,洗净,切成厚片;猪瘦肉洗净,切成薄片,加入精盐、糖、芡粉拌匀上浆;豆腐切块。在锅内加清水 800 毫升,用旺火煮沸后,放入备好的豆腐,肉片煮沸,再放入丝瓜煮几分钟,待丝瓜、肉片刚熟,加入葱花,调味即可。

【用法】 佐餐食用。

【功效】 益气和中,清热生津。

【适应证】 适用于高脂血症、动脉粥样硬化、冠心病的患者。

茼蒿鸡子白汤

【原料】 新鲜茼蒿菜 250 克,新鲜鸡蛋 3 枚,植物油、精盐适量。

【制法】 先将茼蒿洗净切细后放入锅内,加水 500 毫升煨汤,待汤将沸时,将鸡子白倒入,调匀,煮滚后,加植物油、精盐调味,即可饮服。

【用法】 佐餐食用,可常食。

【功效】 养心化痰,清脑降脂。

【适应证】 适用于冠状动脉粥样硬化等患者。

紫菜木耳花鲢汤

【原料】 花鲢鱼 250 克,紫菜 12 克,水发黑木耳 35 克,精制植物油、料酒、葱、姜、精盐各适量。

【制法】 将紫菜、水发黑木耳分别用清水洗净;将花鲢鱼洗净,去杂,切成块,用烧热的植物油煸炒鱼块,加水发黑木耳、紫菜和适量清水,将鱼炖熟后加入黄酒、葱、姜、精盐调味,再略煮片刻即可。

【用法】 佐餐食用适量。

【功效】 祛脂宁心,温肾益精。

【适应证】 适宜于高脂血症、冠心病、肥胖症的患者食用。

香菇萝卜汤

【原料】 水发香菇60克,白萝卜250克,豌豆苗60克,黄豆芽汤、料酒、葱花、生姜丝、精盐、味精各适量。

【制法】 将香菇洗净,切成细丝备用;将豌豆苗择洗干净,下沸水锅中焯一下,捞出后放入碗中;将白萝卜洗净后去外皮,切成丝,入沸水锅中余至八成熟。将锅置火上,加黄豆芽汤及料酒,用旺火煮沸后,加入葱花、生姜丝、香菇、萝卜丝,煮沸后,放入豌豆苗,加入少许精盐、味精,再煮至沸即成。

【用法】 佐餐食用,适量。

【功效】 养胃理气,化痰降压。

【适应证】 适宜于高脂血症、高血压病、慢性胃炎的病人食用。

兔肉紫菜豆腐汤

【原料】 兔肉80克,紫菜60克,豆腐120克,精盐、黄酒、淀粉、葱花各适量。

【制法】 将紫菜撕成小片,洗净后放入小碗中;将豆腐切成小块。然后将兔肉洗净,切成薄片,加入精盐、黄酒、淀粉一起拌匀备用。在锅中倒入清水1大碗,入豆腐、精盐,用中火煮沸后倒入肉片,煮 5 分钟,放入葱花立即起锅,倒入紫菜,搅匀即成。

【用法】　佐餐食用。

【功效】　精热利湿,化痰软坚。

【适应证】　适宜于高脂血症合并动脉粥样硬化的患者食用。

冬瓜薏苡仁兔肉汤

【原料】　兔肉 250 克,冬瓜 350 克,薏苡仁 60 克,生姜 6 片,调料适量。

【制法】　将兔肉洗净后,切去肥肉,切成薄片备用;将薏苡仁洗净;冬瓜连皮、去瓤、洗净,切成块备用。将全部用料一起放入锅内,先用武火煮沸,再改用文火煮 2 小时,调味后即可饮用。

【用法】　早、晚餐,佐餐食用。

【功效】　利尿消暑,降脂减肥。

【适应证】　适宜于高脂血症合并动脉粥样硬化、肥胖症的患者食用。

山楂枸杞兔肉汤

【原料】　兔肉 350 克,枸杞子 50 克,山楂 50 克,淮山药 30 克,去核大枣 10 枚,调料适量。

【制法】　先将枸杞子、山楂、淮山药洗净,再将兔肉洗净,切块,用沸水焯过备用。然后将全部用料一起放入砂锅内,加清水适量,先用武火煮沸后再改用文火煮 2～3 小时,调味后即可饮用。

【用法】 饮汤吃肉,佐餐食用。

【功效】 养阴补肾,活血化瘀。

【适应证】 适宜于高脂血症合并动脉粥样硬化的患者食用。

银杏叶大枣绿豆汤

【原料】 新鲜银杏叶 30 克,大枣 25 克,绿豆 80 克,白糖适量。

【制法】 将鲜银杏叶洗净,切碎备用;将大枣用温水浸泡片刻,洗净备用;将绿豆去杂洗净沥干。将银杏叶倒入小砂锅中,加水适量,用文火煮沸 30 分钟后去渣取汁,然后将大枣和绿豆一起倒入砂锅中,加入适量白糖,继续煮大约 1 小时,直至绿豆酥烂,离火即成。

【用法】 佐餐食用。

【功效】 降脂降压,消暑解毒。

【适应证】 适宜于高脂血症合并冠心病的患者食用。

紫菜汤

【原料】 水发紫菜 250 克,黄瓜 150 克,精盐、味精、酱油、生姜末、素汤、芝麻油各适量。

【制法】 先将紫菜去杂,洗净,切成小段;将黄瓜去蒂,洗净,切成薄片。在锅内放入素汤,用旺火煮沸后放入精盐、酱油、生姜末、黄瓜片,再煮沸,最后放入紫菜、味精,淋入芝麻油即成。

【用法】 早、晚餐食用。

【功效】 降血脂。

【适应证】 适宜于高脂血症合并冠心病的患者食用。

三耳汤

【原料】 银耳、黑木耳、侧耳（干品）各 10 克，冰糖 30 克。

【制法】 将银耳、黑木耳、侧耳泡发、洗净，放入碗内，加冰糖和水适量，上屉蒸 1 小时即可食用。

【功效】

【适应证】 此汤黑白相间，色泽分明，味道可口，为燥热干咳、咳出血丝、肺肾阴虚之喘息的汤中珍品，亦适用于高血压、血管硬化等病症。

266. 适于心脑血管病患者的茶饮有哪些

丹参山楂茶

【原料】 丹参 15 克，山楂 20 克，麦冬 15 克，茶叶 6 克。

【制法】 将上述各种原料放入一个大杯中，用沸水浸泡，焖半小时后，代茶频饮。

【用法】 每日 1 剂。

【功效】 活血化瘀。

【适应证】 适用于冠心病合并高血压的患者。

山楂荷叶茶

【原料】 山楂 15 克，荷叶 10 克，绿茶 3 克。

【制法】 先将山楂、荷叶晒干、切成细末，与茶叶一起放入 1 个带盖的茶杯中,加入适量沸水,盖闷 15 分钟后,代茶饮用。

【用法】 每日 1 剂,分早、晚 2 次饮用。

【功效】 降压降脂,活血化瘀。

【适应证】 适用于冠心病,高脂血症的患者。

山楂益母草茶

【原料】 山楂 15 克,益母草 10 克,茶叶 3 克。

【制法】 先将山楂、益母草烘干,研成粗末,与茶叶一起混合均匀。每日 1 剂,用沸水冲泡后,代茶饮用。

【用法】 每日数次。

【功效】 降脂化痰,活血通脉。

【适应证】 适用于冠心病合并高脂血症的患者。

芹菜银杏叶茶

【原料】 银杏叶(干品)10 克,新鲜芹菜 250 克。

【制法】 先将银杏叶洗净,晒干或烘干,研成粗末,一分为二,装入绵纸袋中,封口挂线备用;再将新鲜芹菜择洗干净,保留叶、茎及连叶柄的根部,切碎,放入榨汁机中,快速绞榨取汁备用,每天 2 次,每次取银杏叶袋放入茶杯中,加适量芹菜汁,用沸水冲泡,加盖闷 15 分钟,代茶频饮。

【用法】 一般每袋冲泡 3～5 次,当天饮完。

【功效】 平肝清热,散瘀降脂。

【适应证】 适用于冠心病,动脉粥样硬化、高脂血症的患者。

枸杞菊楂茶

【原料】 枸杞子 20 克,野菊花 12 克,山楂 30 克,茶叶 3 克。

【制法】 先将上述 4 味用料一起放入 1 个茶杯中,用沸水冲泡 15 分钟后即可饮用。

【用法】 每天饮 2～3 次。

【功效】 清肝明目,活血降脂。

【适应证】 适用于冠心病合并高脂血症的患者。

丹参茶

【原料】 丹参 30 克,绿茶 3 克。

【制法】 先将丹参制成粗末,与茶叶一起放入茶杯中,用沸水冲泡 15 分钟后即可饮用。

【用法】 每天 1 剂,不拘时饮服。

【功效】 活血化瘀,止痛除烦。

【适应证】 适用于冠心病、心绞痛、高脂血症的患者。

菊楂决明茶

【原料】 菊花 15 克,生山楂 30 克,炒决明子 30 克。

【制法】 先将菊花、生山楂、炒决明子洗净,一起放入砂锅中用文火煎煮半小时。

【用法】 每天 1 剂,不拘时饮用。

【功效】 平肝降压,清热活血。

【适应证】 适用于冠心病、心绞痛、高血压的患者。

何首乌

【原料】 茶何首乌 12 克,茶叶 3 克。

【制法】 先将何首乌切成薄片,放入茶杯中,加入沸水后,盖上茶杯盖,焖 10 分钟即可饮用。

【用法】 每日 1 剂,代茶饮用。

【功效】 滋补肝肾,养血祛风。

【适应证】 适用于冠心病合并高脂血症的患者。

山楂饮

【原料】 鲜山楂 30 克(干山楂 15 克)。

【制法】 先将山楂洗净,切片,置于茶杯中,用沸水冲泡,盖闷 25 分钟后即可饮用。

【用法】 每天服 1 剂,代茶饮用。

【功效】 软化血管,降低血压。

【适应证】 适用于冠心病,高脂血症的患者。

山楂核桃饮

【原料】 生山楂 250 克,核桃仁 150 克,白糖 25 克。

【制法】 将核桃仁加水适量,磨成浆,加些凉开水调成稀浆汁;将生山楂去核切片,加水大约 600 毫升,煎煮半小时,滤取汁液,加水再煎煮 1 次,合并 2 次汁液加热,放入白糖搅匀,再边搅边倒入核桃仁浆汁,煮沸即成。

【用法】 温服代茶饮用。

【功效】 补肺肾,润肠燥,消食积。

【适应证】 适用于冠心病合并高脂血症的患者。

柿叶饮

【原料】 柿叶 350 克,蜂蜜 10 克,白糖 20 克,柠檬酸 0.5 克。

【制法】 先将鲜柿叶洗净,放沸水中烫片刻,沥干水分风干,然后把柿叶粉碎,倒入沸水中浸泡半小时,待水冷却后过滤,加入白糖、蜂蜜、柠檬酸,边加边搅匀即可。

【用法】 每次 25 毫升,每天 3 次饮服。

【功效】 软化血管,降脂降压。

【适应证】 适用于高脂血症、冠心病、肥胖症患者。

桃仁山楂饮

【原料】 桃仁 6 克(去掉两头),山楂 18 克,陈皮 6 克。

【制法】 将上述 3 味中药一起放入茶杯中,用沸水冲泡后代茶饮用。

【用法】 每天 1 剂,分早、中、晚 3 次饮用。

【功效】 活血化瘀,行气消滞。

【适应证】 适用于冠心病、高脂血症患者。

健脾饮

【原料】 橘皮 10 克,荷叶 1 张,炒山楂 10 克,生麦芽 15 克,白糖少许。

【制法】 先将荷叶切碎,与橘皮、山楂、生麦芽一起放入砂锅内,加水适量,煎取汁液,加入白糖,搅拌后,趁温代茶饮用。

【用法】 每天服 1 剂。

【功效】 健脾化滞,活血降脂。

【适应证】 适用于冠心病、高脂血症的患者。

银耳百合冰糖饮

【原料】 银耳 25 克,鲜百合 60 克,冰糖 30 克。

【制法】 先将银耳用温水发涨洗净,与百合、冰糖一起放入锅内加水适量,炖熟即成。

【用法】 吃百合和银耳,饮汁。

【功效】 养阴润肺,清心养胃。

【适应证】 适用于冠心病、动脉粥样硬化的患者。

香菇银杏叶蜜饮

【原料】 香菇 25 克,银杏叶(干品)15 克,蜂蜜 30 毫升。

【制法】 将香菇、银杏叶除去杂质,洗净,切碎后一起放入砂锅内,加水浓煎 2 次,每次 30 分钟,过滤去渣留汁。合并 2 次滤汁,回入砂锅,用文火浓缩至 300 毫升,趁热调入蜂蜜即成。

【用法】 每天 2 次,早、晚餐分别饮用。

【功效】 益气滋阴,散瘀降脂。

【适应证】 适用于高脂血症、动脉粥样硬化、冠心病的患者。

紫茄粉蜜饮

【原料】 紫茄 600 克,蜂蜜 50 克。

【制法】 将紫茄清水洗净,切成片,晒干或烘干,研成细粉,装瓶密封备用。每次取紫茄粉 15 克,放入茶杯中,用沸水冲泡,加盖闷 15 分钟后,调入适量蜂蜜,拌匀即成。

【用法】　每天分早、晚 2 次饮用。

【功效】　清热解毒,活血降压。

【适应证】　适用于冠心病、高血压的患者。

芹菜苹果饮

【原料】　新鲜芹菜 500 克,苹果 500 克。

【制法】　将芹菜洗净,切段;苹果洗净外皮,切成小块,同入家用果汁机中,加凉开水 250 毫升快速绞榨,过滤取汁。

【用法】　每天饮用 2 次。

【功效】　平肝降压,软化血管。

【适应证】　适用于动脉粥样硬化、冠心病的患者。

西红柿饮

【原料】　熟透的新鲜西红柿 500 克,蜂蜜 20 克。

【制法】　将西红柿去蒂,洗净后,用沸水冲烫片刻,连皮切成小块,放入家用果汁机中,快速绞打成浆汁,用洁净纱布过滤收取汁液,倒入杯中,调入蜂蜜,拌匀即成。

【用法】　每天早、晚餐饮用。

【功效】　滋阴生津,利尿降压。

【适应证】　适用于冠心病、高血压的患者。

银菊饮

【原料】　菊花 15 克、金银花 2.5 克,桑叶 15 克,山楂片 25 克。

【制法】 将上述 4 味中药放在一起,加水适量,水煎取汁,代茶频饮。

【用法】 每日 1 剂。

【功效】 清肝热,化淤积,活血脉。

【适应证】 适用于动脉粥样硬化、冠心病、高脂血症的患者。

香菇茶

【原料】 香菇(干品)5 个。

【制法】 先将香菇去杂,洗净,切成细丝,放入杯中,用煮沸的水冲泡,加盖闷 15 分钟即可饮用。

【用法】 当茶频饮,一般可冲泡 3～5 次。

【功效】 补益胃气,降脂降压。

【适应证】 适用于慢性胃炎、高脂血症、高血压病。

山楂槐花茶

【原料】 山楂 15 克,槐花 15 克。

【制法】 将上述中药用水煎服,代茶饮用。

【用法】 每日 1 剂,分 3～5 次饮服。

【功效】 降低血脂,扩张血管。

【适应证】 适宜于高脂血症合并动脉粥样硬化的患者饮用。

荠菜山楂茶

【原料】 新鲜荠菜 250 克,山楂 60 克。

【制法】 将山楂去杂,洗净,切成片,盛入碗中备用。

将荠菜去杂,连根、茎、叶洗净,切碎,放入砂锅中,加足量水,用旺火煮沸后,再加入山楂片,改用文火煨煮20分钟即成。

【用法】 每日早、晚分别服用。

【功效】 降脂降压,行气散瘀。

【适应证】 适宜于高脂血症合并高血压病、动脉粥样硬化症的患者饮用。

柿叶山楂茶

【原料】 柿叶12克,山楂15克,茶叶4克。

【制法】 将以上3味中药一起放入茶杯中,用沸水冲泡,加盖闷15分钟即成。

【用法】 代茶频饮。每日1剂。

【功效】 活血化瘀,降脂降压。

【适应证】 适宜于高脂血症患者饮用,也适宜于高脂血症合并冠心病、高血压病的患者饮用。

番石榴叶茶

【原料】 番石榴叶6克。

【制法】 将番石榴叶去杂洗净,切碎,上笼蒸3分钟左右,然后晾干即成。

【用法】 每日6克番石榴叶,冲入沸水,浸泡15分钟,代茶频饮。

【功效】 消炎止泻,降脂降压,降低血糖。

【适应证】 适宜于高脂血症、高血压病、糖尿病、泄泻患者饮用。

纤维茶

【原料】 麦麸 400 克,豆粒外皮 40 克,柏子仁 40 克,松子仁 40 克,蜂蜜适量。

【制法】 将前 4 味混合炒熟至发出香味,研为细粉,放入瓷瓶内收藏。服用时取 1 平匙放入杯内用沸水冲泡,加入蜂蜜调匀即成。

【用法】 代茶饮用。

【功效】 润肠通便,降低血脂。

【适应证】 适用于高脂血症、冠心病,肥胖症。

决明子茶

【原料】 决明子 30 克,绿茶 3 克。

【制法】 将决明子 30 克,绿茶 3 克放入茶杯中,用沸水冲泡。

【用法】 代茶频饮。

【功效】 清肝明目,降脂降压。

【适应证】 适宜于高脂血症及高脂血症合并高血压病、动脉粥样硬化症的患者饮用。

鲜藕决明茶

【原料】 鲜藕 120 克,决明子 30 克。

【制法】 将鲜藕洗净,切碎捣烂,与决明子一起放入锅中,加水适量,煎煮 60 分钟后,用洁净纱布过滤,取滤汁倒回锅中,用文火煮沸即成。

【用法】 当茶频饮。

【功效】　宁心明目,降脂降压。

【适应证】　适宜于高脂血症合并高血压病的患者饮用。

荠菜茶

【原料】　荠菜(全草)30克。

【制法】　将荠菜去杂,保留根、茎,洗净后晒干,切碎备用。每日2次,每次取10克,放入大茶杯中,用沸水冲泡,加盖焖10分钟即可。

【用法】　代茶频饮。

【功效】　补益心脾,凉肝降压。

【适应证】　适宜于高脂血症合并高血压病的患者饮用。

芹菜鲜汁茶

【原料】　新鲜芹菜(包括根、茎、叶)450克。

【制法】　将芹菜洗净,晾干,放入沸水中烫泡3分钟,捞出,切成细段,捣碎取汁。

【用法】　代茶分3次饮用,当日饮完。

【功效】　平肝降压。

【适应证】　适宜于高脂血症合并高血压病的患者饮用。

西红柿酸奶茶

【原料】　成熟西红柿250克,酸牛奶200毫升。

【制法】　将西红柿外表皮用温水浸泡片刻,反复洗净,连皮切碎,放入榨汁机中,快速绞榨1分钟,加入酸牛奶拌匀即成。

【用法】　每日早、晚餐分别饮服。

【功效】 凉血平肝,补虚降脂。

【适应证】 适宜于高脂血症合并高血压病的患者饮用。

菊花槐花茶

【原料】 菊花 10 克,槐花 5 克。

【制法】 将菊花和槐花同放入杯中,用沸水冲泡,加盖,焖 10 分钟即可。

【用法】 代茶频频饮服,一般可冲泡 3～5 次,每日 1 剂。

【功效】 平肝降压,软化血管。

【适应证】 适用于各型高血压病,对老年人高血压伴有动脉粥样硬化症者尤为适宜。

银菊茶

【原料】 金银花、菊花各 20～30 克。

【制法】 将上述金银花、菊花(为一次量)制成粗末,沸水冲泡。不可煎熬,否则易破坏有效成分。

【用法】 每日分次饮服。

【功效】 银花清热解毒,疏风散热;菊花清利头目,清肝明目。

【适应证】 适用于高血压、动脉粥样硬化患者。

山楂核桃茶

【原料】 核桃仁 200 克,山楂 30 克,红糖 10 克,白糖 10 克,大枣 50 克,蜂蜜 30 毫升。

【制法】 将核桃仁洗净后放入温开水中浸泡 30 分钟,

连浸泡水一起放入家用果汁机中,快速搅打成糊浆状,盛入碗中备用。将山楂、大枣洗净,放入砂锅,加水煎煮 3 次,每次 20 分钟,合并 3 次煎汁,倒入另锅,以中火煎煮,调入红糖、白糖,拌匀,加入核桃仁糊浆,搅和,改用小火煨煮至沸,离火后稍凉,调入蜂蜜即成。此茶中等黏稠,约合 1200 毫升。

【用法】 每日 2 次,每次 60 毫升,随餐饮用,或可加适量温开水,代茶饮服。

【功效】 益气活血,利水降压。

【适应证】 适用于各型高血压病,对高血压病合并冠心病、高脂血症者尤为适宜。

菊楂决明茶

【原料】 菊花 30 克,山楂、决明子各 15 克。

【制法】 将菊花、山楂、决明子(捣碎)用水煎服,每日数次。

【用法】 代茶饮服。

【功效】 散风热,清肝火,降压降脂。

【适应证】 适用于高血压、冠心病、高脂血症患者。

昆布决明茶

【原料】 昆布约 30 厘米长,决明子 15 克。

【制法】 将昆布、决明子水煎,每日 1 次。

【用法】 代茶饮服。

【功效】 消痰软坚,利水消肿,降脂降压。

【适应证】 适用于高血压和血管硬化患者。

决明子蜂蜜茶

【原料】 决明子 15～30 克,蜂蜜适量。

【制法】 将决明子微炒,捣碎,加水 300 毫升,煎煮片刻,冲入蜂蜜即可。每晚 1 剂,或早晚分服,亦可代茶常饮。

【用法】 代茶饮服。

【功效】 决明子清肝明目,通便降脂,降低血压。

【适应证】 适用于高血压、高脂血症、便秘等患者。